Nonverbale Kommunikation mit demenzkranken Menschen

Nonverbale Kommunikation mit demenzkranken Menschen

Maggie Ellis, Arlene Astell

Maggie Ellis
Arlene Astell

Nonverbale Kommunikation mit demenzkranken Menschen

Wie man ohne Sprache kommunizieren kann

Aus dem Englischen von Heide Börger

Mit Illustrationen von Suzanne Scott

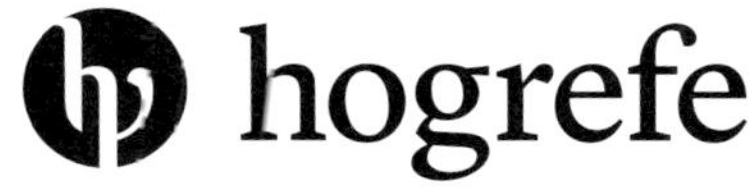

Dr. Maggie Ellis. Dozentin an der Hochschule für Psychologie und Neurowissenschaften, University of St Andrews, UK
Prof. Arlene Astell. Professorin an der Hochschule für Psychologie und klinische Sprachwissenschaften, University of Reading, UK und Ontario Shores Research Chair in Dementia, University of Toronto, Canada

Bibliografische Information der Deutschen Nationalbibliothek
Die Deutsche Nationalbibliothek verzeichnet diese Publikation in der Deutschen Nationalbibliografie; detaillierte bibliografische Daten sind im Internet über http://www.dnb.de abrufbar.

Anregungen und Zuschriften bitte an:
Hogrefe AG
Lektorat Pflege
z. Hd.: Jürgen Georg
Länggass-Strasse 76
3012 Bern
Schweiz
Tel: +41 31 300 45 00
E-Mail: verlag@hogrefe.ch
Internet: www.hogrefe.ch

Lektorat: Jürgen Georg, Antonia Halt
Bearbeitung: René Tschirren
Umschlagabbildung: Martin Glauser, Uttigen
Umschlag: Claude Borer, Riehen
Illustration (Innenteil): Suzanne Scott
Satz: punktgenau GmbH, Bühl
Druck und buchbinderische Verarbeitung: Finidr s.r.o., Český Těšín
Printed in Czech Republic

Das vorliegende Buch ist eine Übersetzung aus dem Englischen.
Der Originaltitel lautet „Adaptive Interaction and Dementia" von Maggie Ellis und Arlene Astell.

1. Auflage 2019

(E-Book-ISBN_PDF 978-3-456-95935-1)
(E-Book-ISBN_EPUB 978-3-456-75935-7)
ISBN 978-3-456-85935-4
http://doi.org/10.1024/85935-000

*Wir widmen dieses Buch unseren geduldigen Ehemännern
Gordon und Paul, Arlenes jüngstem Kind Izzie sowie Maggies Hund Jazzy,
die sich damit abfinden mussten, dass die Abende und Wochenenden
über einen längeren Zeitraum dem Bücherschreiben vorbehalten waren.
Danke für eure Geduld!*

Danksagung

Wir möchten uns bei allen bedanken, die uns in den letzten Jahren bei der Entwicklung der Adaptiven Interaktion (AI) unterstützt haben. Neben vielen anderen sind dies Menschen mit Demenz, deren Familienangehörige und Freunde, professionelle Betreuungspersonen, die Manager von Pflegeheimen und Universitätsmitglieder. Wir sind Ihnen sehr dankbar dafür und die Bereitwilligkeit, mit der Sie uns und die Adaptive Interaktion unterstützt haben, hat uns sehr ermutigt. Sie verdienen Anerkennung dafür, dass Sie einem Kommunikationsansatz vertraut haben, der verschiedenartige Gefühle auslösen könnte, dass Sie bereit waren, Gefühle wie Furcht, Unsicherheit und Befangenheit zu ertragen, um schließlich mit großer Freude, Erfolg und einer persönlichen Beziehung belohnt zu werden. Vielen Dank Ihnen allen!

Wir danken außerdem Suzanne Scott für die Illustration unseres Buches. Wir haben uns zufällig getroffen und kurz darauf festgestellt, dass wir uns vor einigen Jahren schon einmal begegnet sind. Eine glückliche Fügung! Suzanne hat unser Buch mit ihren Illustrationen bereichert und wir hoffen, dass sie Ihnen genauso gefallen wie uns. Vielen Dank Suzanne!

[Die im englischen Original vorkommenden Vornamen der Personen wurden für die deutsche Übersetzung durch Familiennamen ersetzt, Anm. d. Lek.]

Inhaltsverzeichnis

Vorwort

Dieses Buch ist das Ergebnis unserer (beinahe) 16-jährigen gemeinsamen Arbeit. Maggie hat gleich nach ihrem Studienabschluss in Psychologie als Forschungsassistentin mit Arlene zusammengearbeitet. Arlene stand damals noch ziemlich am Anfang ihrer akademischen Laufbahn und Maggie war ihre erste Doktorandin. Wir haben uns gewissermaßen gemeinsam „weiterentwickelt"!

Adaptive Interaktion ist unser Spezialgebiet. Wir haben uns diesen Bereich ausgesucht, weil uns beiden daran gelegen war, den Kontakt zwischen Menschen mit Demenz, die nicht sprechen können, und ihren Familienangehörigen, Freunden und professionellen Betreuungspersonen zu ermöglichen. Wir sind absolut überzeugt von diesem Ansatz und arbeiten weiterhin an dessen Erforschung. Unser Ziel ist, dass er zu Hause und in Pflegeeinrichtungen Anwendung findet und wir bieten zu diesem Zweck ein bewährtes und getestetes Trainingsprogramm an, dass jeder nutzen kann – Familienangehörige, Pflegeheimmanager und alle, die mit Betroffenen arbeiten. Bitte besuchen Sie unsere Website unter www.astellis.co.uk. Dort erfahren Sie, was Sie tun müssen, um an einem unserer Kurse teilzunehmen. Außerdem können Sie Videos über Adaptive Interaktion und deren praktische Umsetzung anschauen und Berichte von Menschen hören, die mit diesem Ansatz arbeiten.

Bevor Sie sich dem Thema Adaptive Interaktion zuwenden, möchten wir noch Folgendes anmerken. Sie werden feststellen, dass die Überschriften eines jeden Kapitels einen Songtitel enthalten. Weshalb dieser Bezug zur Musik? Ganz einfach. Songs sind kleine Kapseln der Harmonie zwischen Instrumenten, Musikern, Klängen und Rhythmen. Genau darum geht es bei der Adaptiven Interaktion – um das harmonische Zusammenspiel zwischen Menschen, ihrem Kommunikationsrepertoire und den Klängen und Rhythmen, die sie gemeinsam „spielen". Viel Spaß bei dieser Musik!

Maggie Ellis und Arlene Astell

1 Both Sides Now – Wie fortgeschrittene Demenz sich anfühlt

1.1 Worum geht es in diesem Buch?

Nonverbale Kommunikation mit demenzkranken Menschen: Wie man ohne Sprache kommunizieren kann zeigt auf, wie es ist, in einer von Sprache dominierten Welt nicht sprechen zu können. Wörter sind der Kitt der menschlichen Existenz. Sie bestimmen, wie wir in der Welt interagieren und bringen uns in Kontakt mit anderen Menschen. Jeden Tag werden Millionen von Wörtern in Form von Gesprächen, Telefonaten, E-Mails, Texten usw. ausgetauscht. Überlegen Sie, wie viele Wörter Sie heute in welcher Form benutzt haben. Wie viele Texte oder Kurzmitteilungen haben Sie außer diesem Buch gelesen oder verschickt? Wie viele E-Mails geschrieben oder Telefonate geführt? Wie viele Chats und Gespräche?

Wörter stellen eine Verbindung zu anderen Menschen her und dieser Wunsch nach Verbundenheit ist universell. So gab es 2015 weltweit mehr als sieben Milliarden Mobiltelefonverträge (International Telecommunication Union [ITU], 2015) – genauso viele wie die Anzahl der Menschen auf der Erde im Jahre 2015. Dank dieser riesigen Zahl von verfügbaren Kommunikationskanälen können wir jederzeit mit anderen Menschen in Kontakt sein. Das ist nicht nur ein äußerst lukratives Geschäft, sondern auch von elementarer Bedeutung für das menschliche Leben, denn Menschen sind soziale Wesen. Wir leben in sozialen Gruppen und interagieren und kommunizieren unablässig mit anderen. Zu diesem Zweck erfinden wir ständig neue Möglichkeiten. 2011 wurden „Ausdrücke“ wie „LOL“, „OMG“, „TMI“ und „BFF“ ins Oxford English Dictionary aufgenommen (Oxford English Dictionary, 2011) und das Wort des Jahres 2015 der Oxford Dictionaries war ein Emoji, ein „Gesicht mit Freudentränen“. Dies bestätigt, wie wichtig Kommunikation und Verbundenheit für unser Leben sind und dass wir um dieser Ziele willen ständig auf der Suche nach neuen Möglichkeiten sind (Oxford Dictionaries, 2015).

Denkpause: Die Handy-Generation

Die meisten Leute haben heute immer ein Handy oder ein anderes Gerät bei sich. Dies vermittelt ihnen ein Gefühl der Sicherheit und Verbundenheit (Tennakoon & Taras, 2012). Falls Sie ein Handy haben, haben Sie es schon einmal verloren? Wie haben Sie sich gefühlt? Ängstlich? Ärgerlich? Verzweifelt? Haben Sie an all die Dinge gedacht, für die Sie Ihr Handy benötigen? Was würden Sie tun, wenn Sie es nicht wiederfinden würden? Was hätten Sie alles verloren? Waren Sie erleichtert, als Sie es wiedergefunden haben? Falls es nicht wieder aufgetaucht ist, wie sind Sie damit umgegangen? Wie haben Sie sich gefühlt, falls unwiederbringliche Dinge verloren gegangen sind (z. B. Fotos, Kontakte)?

Hoffentlich ist Ihnen jetzt bewusst geworden, wie sehr Kommunikation unseren Alltag prägt und welch wichtige Rolle sie spielt. Stellen Sie sich nun vor, Ihre Fähigkeiten, mit anderen Menschen zu interagieren, Ihre Kommunikationskanäle, wären beeinträchtigt. Sie könnten sich nicht mehr mit anderen unterhalten, nicht mehr lesen und schreiben, und auch nicht telefonieren. Sie könnten nicht mehr chatten, keine E-Mails, Texte oder Kurzmitteilungen mehr lesen oder verschicken. Auf welche Art und Weise würden Sie sich dann ausdrücken? Welche Folgen hätte der Verlust für Ihre sozialen Interaktionen mit Ihren Kollegen, Ihrer Familie und Ihren Freunden? Würde er sich auf Ihre Beziehungen auswirken? Und wie würden Sie sich fühlen?

Viele Menschen mit Demenz empfinden den Verlust ihrer kommunikativen Fähigkeiten genau so. Ihre Fähigkeit, zu sprechen und zu schreiben, nimmt allmählich ab und irgendwann können sie Wörter gar nicht mehr benutzen. Dies geschieht in der Regel, wenn sie einige Jahre mit Demenz gelebt haben. In diesem Zustand sind sie oft auch darauf angewiesen, dass andere sich um die Belange ihres täglichen Lebens kümmern und gewöhnlich leben sie dann in einer Pflegeeinrichtung.

Vermutlich ist Ihnen inzwischen klar geworden, wie sehr die Unfähigkeit, verbal zu kommunizieren, sämtliche Lebensbereiche beeinträchtigt. Um Sie herum verändert sich alles und geht seinen Gang, aber ohne Sie. Sie sind darauf angewiesen, dass andere Menschen Sie einbeziehen und dafür sorgen, dass Sie ein Teil der sozialen Welt bleiben. Andere Menschen müssen versuchen, ihre Kommunikation anzupassen. Doch wie soll eine Kommunikation ohne Worte aussehen?

Unser Buch thematisiert die Kommunikationsprobleme von Menschen mit Demenz, die nicht mehr verbal kommunizieren können. Anders als Menschen, die von Geburt an nicht sprechen können, verlieren Menschen mit Demenz allmählich ihre Fähigkeit, zu sprechen oder Sprache zu verstehen, zu schreiben oder in irgendeiner Weise verbal zu kommunizieren. Dieser graduelle Verlust beeinträchtigt alle Bereiche ihres Lebens: ihre Fähigkeit, in der Welt zu interagieren, zu kontrollieren, was mit ihnen geschieht, ihre Ansichten zu äußern, Kontakte mit anderen Menschen zu pflegen. Zudem haben der Verlust und die Veränderungen, die Menschen mit Demenz erleiden, nachteilige Auswirkungen auf ihr Selbstgefühl, ihre Sicherheit in sozialen Interaktionen und ihre Beziehungen. Oft meiden sie soziale Situationen, weil sie ihnen peinlich sind oder weil sie Angst haben, das Falsche zu sagen oder zu tun. Wenn es so weit ist, dass die Betroffenen nicht mehr verbal kommunizieren können, sind sie meistens auch nicht mehr in der Lage, ohne fremde Hilfe zu gehen oder sich anzuziehen, zur Toilette zu gehen oder selbstständig zu essen.

Unser Buch beleuchtet die Herausforderungen von Menschen mit Demenz, besonders solche, die im Zusammenhang mit Kommunikation und sozialen Interaktionen auftreten. Allerdings zielt das Buch nicht darauf ab, Menschen mit Demenz „fit zu machen". Obwohl wir die verschiedenartigen Herausforderungen von Menschen mit Demenz darstellen, liegt für uns die Lösung darin, die Menschen in ihrer Umgebung zu befähigen, die Art und Weise, wie *sie* mit den Betroffenen kommunizieren, zu verändern und so den Menschen mit Demenz, unseren Mitmenschen, die Teilnahme am sozialen Leben zu ermöglichen. Unser erstes Ziel ist es, Sie, die Leser, umfassend über die Kommunikationsprobleme von Menschen mit Demenz aufzuklären und Ihnen zu vermitteln, wie sie diese empfinden. Unser zweites Ziel besteht darin, Sie darüber zu informieren, welche Möglichkeiten Menschen, die mit den Betroffenen interagieren, bei der Gestaltung der Kommunikation haben. Diese „Kommunikationspartner" sind die andere Hälfte der Gleichung, wenn es darum geht, die Herausforderungen einer Kommunikation ohne Worte zu meistern. Unser drittes Ziel ist es, Sie mit Adaptiver Interaktion – eine Methode, nonverbal zu kommunizieren – vertraut zu machen und Ihnen zu zeigen, wie es gelingt, diese in das Leben der Menschen mit Demenz zu integrieren. Wir hoffen, dass Sie nach der Lektüre dieses Buches die Kommunikation und den Kontakt zu Menschen, die uns als „verloren" erscheinen, mit anderen Augen sehen.

1.2 Was ist Demenz?

In den letzten 20 Jahren hat Demenz dem Krebs den Rang abgelaufen. Man fürchtet sie. Man weiß wenig darüber. Und es gibt immer mehr Menschen, die jemanden kennen, der davon betroffen ist. Tatsächlich gibt es Demenz schon so lange, wie es Aufzeichnungen gibt und genauso lange ist sie bekannt. Griechische Philosophen hielten die Abnahme der geistigen Fähigkeiten bei Menschen jenseits des 60. oder 70. Lebensjahres für unausweichlich. Die Annahme, das Nachlassen der geistigen Fähigkeiten sei eine unausweichliche Begleiterscheinung des Alterungsprozesses, war hartnäckig und hat sich bis in unsere Zeit gehalten. Folglich wurden die möglichen Ursachen der kognitiven Beeinträchtigung, die wir heute als Demenz kennen, erst im 20. Jahrhundert erforscht. Vor dieser Zeit trat Demenz relativ selten auf, in erster Linie deshalb, weil der größte Risikofaktor für die Entwicklung einer Demenz das Alter ist und die Lebenserwartung deutlich geringer war als heute. Doch bis weit ins 20. Jahrhundert galt altersbedingte Demenz immer noch als normale Begleiterscheinung des Alterungsprozesses.

Die erste Fallstudie der Krankheit, die heute Alzheimer-Krankheit heißt und 1907 von Alois Alzheimer beschrieben wurde, betraf eine 50-jährige Frau (Alzheimer, 1907). Ihr Gehirn und ihr Verhalten waren deutlich verändert, doch zur damaligen Zeit galt der Fall als seltene Krankheit im mittleren Lebensalter. Erst Mitte der 1970er Jahre entdeckte der Neurologe Robert Katzman eine Ähnlichkeit zwischen den Veränderungen im Gehirn von Menschen mit der Alzheimer-Krankheit und älteren Menschen mit Demenz (Katzman, 1976). Er und seine Kollegen behaupteten, die Behandlung der Demenz als normale Begleiterscheinung des Alterungsprozesses verhindere, dass bei diesen Menschen eine Krankheit diagnostiziert werde. Laut Katzman und Karasu (1975) war die Alzheimer-Krankheit nicht selten und ungewöhnlich, sondern sie gehörte zu den fünf häufigsten Todesursachen bei älteren Menschen in den USA, doch die Krankheit wurde auf den Totenscheinen nicht angegeben.

Seither ist die Zahl der Menschen mit Demenz weltweit rapide angestiegen; unter anderem deshalb, weil die Menschen länger leben. 2015 lag die Zahl bei schätzungsweise 46,8 Millionen, bis 2030 wird eine Steigerung auf 74,7 Millionen und bis 2050 auf 131,5 Millionen erwartet (Prince et al., 2015). Besonders schwierig im Zusammenhang mit Demenz ist die Tatsache, dass es keine singuläre Erkrankung ist. Die Alzheimer-Krankheit ist die häufigste Ursache von Demenz und laut aktuellen Schätzungen ist sie für 50 bis 70 % der Fälle verantwortlich. Andere Demenzformen sind die vaskuläre Demenz, die Lewy-Körper-Demenz, die frontotemporale Demenz und viele andere mehr, deren Ursachen allerdings noch weitaus weniger verstanden werden. Viele von ihnen sind relativ selten und wurden deshalb weniger erforscht als die Alzheimer-Krankheit.

Was wir jedoch wissen ist, dass alle Demenzen im Gehirn zu irreversiblen und progressiven Veränderungen führen und dass es derzeit keine Medikamente gibt, die das Fortschreiten des Krankheitsprozesses aufhalten oder umkehren können. Wir wissen auch, dass das Gehirn schon Veränderungen aufweist, lange bevor die Betroffenen merken, dass etwas nicht stimmt. Wenn sie es merken, wird die klinische Diagnose aufgrund der Geschichte der Veränderungen und Symptome gestellt, die in der Regel durch kognitive Tests ermittelt werden. Bei der Alzheimer-Krankheit sind dies veränderte Gedächtnis- und Denkleistungen sowie Veränderungen im Verhalten, die die Fähigkeit der Betroffenen, ihren Alltag zu bewältigen, beeinträchtigen. Frontotemporale Demenzen, die sich gewöhnlich zwischen dem 45. und 65. Lebensjahr entwickeln, führen meistens zu verändertem Verhalten, wie z. B. Enthemmung, Empathiemangel oder ritualisiertes Verhalten. Es gibt drei Formen der frontotemporalen Demenz – nichtflüssige Aphasie, semantische Demenz und logopenische Aphasie (Onyike & Diehl-Schmid, 2013) –, welche aufgrund von Sprech- und Sprachveränderungen ermittelt und diagnostiziert werden. Diese als primäre progressive Aphasien bezeichneten Unterarten der Demenz sind zwar selten, doch stellen die Auswirkungen der Sprachveränderungen und ihr Auftreten in jüngeren Jahren für die Betroffenen eine große Belastung dar. Von primärer progressiver Aphasie betroffene Menschen berichten häufig von Symptomen wie Depressionen, mangelndes Interesse und sozialer Rückzug (Medina & Weintraub, 2007).

Da Demenzen progressiv sind, erleben alle Betroffenen Veränderungen ihrer kognitiven Funktionen und ihres Verhaltens, die in zunehmendem Maße ihre Fähigkeit beeinträchtigen, Aktivitäten des täglichen Lebens zu verrichten, wie z. B. einkaufen, kochen und Auto fahren. Diese Veränderungen sind für die Betroffenen oft erschreckend, peinlich und beängstigend und der Anlass dafür, dass sie soziale Situationen meiden. Sie tun dies, weil sie nichts falsch machen möchten und Angst haben, von anderen negativ beurteilt zu werden.

Literaturtipp

Weitere Ausführungen zu den verschiedenen Aphasieformen finden sich auf der Website des Landesverbandes für die Rehabilitation der Aphasiker in Sachsen-Anhalt: www.aphasiker-lsa.de (Anm. d. Lek.).

Denkpause: Realität

Haben Sie schon einmal im Fernsehen eine Reality-Show gesehen, etwa *Big Brother, I'm a Celebrity Get Me Out of Here* oder *The Only Way is Essex?* Solche Shows erfreuen sich weltweit großer Beliebtheit und locken Millionen von Zuschauern an. Bei Formaten dieser Art werden Leute zur Unterhaltung ständig gefilmt. Einige dieser Formate sind wettbewerbsorientiert, d.h. die Teilnehmer scheiden im Verlauf mehrerer Folgen aus und der Gewinner bekommt eine Belohnung: entweder Geld oder die Chance zu beruflichem Aufstieg. Andere können die Teilnehmer bei Aktivitäten und Herausforderungen beobachten, die sie der Gefahr aussetzen, zu scheitern, sich lächerlich zu machen oder in eine peinliche Situation zu geraten.

Schauen Sie sich solche Sendungen an? Aus welchem Grund? Was gefällt Ihnen daran? Was veranlasst Sie, sich weitere Folgen anzuschauen? Schauen Sie sich keine Reality-Shows an? Warum nicht? Was stößt Sie ab? Haben Sie sich solche Shows früher angeschaut, aber jetzt nicht mehr? Warum nicht?

Kommen wir zu den Antworten. Sind Sie ein Fan von Reality-Shows, dann schauen Sie sich diese Sendungen vielleicht an, weil Sie „darüber lachen können“ oder „eine Art von Erleichterung verspüren“ oder „weil Sie mit Ihren Arbeitskollegen darüber reden können“. Vielleicht interessieren Sie die menschlichen Aspekte und Sie wollen einfach wissen, was mit den Teilnehmern weiter geschieht. Schauen Sie sich keine Reality-Shows an, dann möglicherweise deshalb nicht, weil Sendungen dieser Art Sie nicht interessieren. Falls Sie sich früher solche Sendungen angeschaut haben, aber jetzt nicht mehr, dann langweilt Sie das Format vielleicht oder Sie finden keinen Gefallen mehr daran. Es kann aber auch sein, dass es Ihnen unangenehm ist, mit anzusehen, wie Menschen sich peinlichen oder erniedrigenden Situationen aussetzen.

Unsere Einstellung gegenüber Reality-Shows gewährt interessante Einblicke in die Funktionsweise der sozialen Welt. Sendungen dieser Art beleuchten unsere Reaktionen auf das Verhalten von Menschen und die Faktoren, die sie beeinflussen. Diese Fernseh-Shows animieren die Zuschauer, sich über die Teilnehmer eine Meinung zu bilden, die gut oder schlecht ausfallen kann, je nachdem, was diese sagen oder tun. Die Macher des Programms halten das Interesse der Zuschauer an dem Schicksal der Teilnehmer wach und erreichen damit, dass sie die Sendungen weiterverfolgen. Manche sagen, dass Reality-Shows die niedrigsten Seiten menschlichen Verhaltens ansprechen, weil sie das Missgeschick anderer der Lächerlichkeit preisgeben. Ganz sicher werden Teilnehmer ausgewählt, die dazu neigen, sich maximal zu erniedrigen und anderen so Gelegenheit geben, sich an ihrer Schwäche oder ihrem Missgeschick zu „weiden" (Mast, 2016). Andere meinen, dass die Zuschauer von Reality-Shows es mögen, andere Menschen in Situationen zu sehen, die sie nachempfinden können (Hershman Shitrit & Cohen, 2016). Sowohl die Erniedrigung anderer Menschen als auch die Empathie mit deren Situation sind wichtig angesichts der Veränderungen, die Menschen mit Demenz erfahren und der Gefühle, die die Konfrontation damit bei uns auslöst.

Einige Menschen reagieren auf diese Veränderungen mit Angst, Verlegenheit oder Unbehagen, selbst Familienangehörige, Freunde und das soziale Umfeld. Dies führt häufig dazu, dass die Betroffenen noch mehr vom sozialen Leben ausgeschlossen werden, weil die Menschen den Kontakt zu ihnen meiden oder auf das Nötigste beschränken, unter anderem deshalb, weil der Kontakt ihnen unangenehm ist. Andere machen sich über Menschen mit Demenz lustig und diffamieren sie, indem sie auf ihre Probleme oder Unzulänglichkeiten hinweisen. Möglicherweise ein Versuch, sich von Demenz zu distanzieren oder eine Reaktion auf ihr Unvermögen, mit der Situation umzugehen. Diese „die Person diffamierenden Lästerer" (Kitwood, 1997) gelten als einer der Personenkreise, in denen Training und Aufklärung vonnöten sind, um das Leben der Betroffenen und der Menschen, mit denen sie interagieren, zu verbessern (s. **Kap. 2**). Seit einigen Jahren gibt es viele Initiativen wie Dementia Friends (Alzheimer's Disease International, 2015) und Dementia-Friendly Communities (z. B. Wiersma & Denton, 2016), um auf derartige Herausforderungen vonseiten der Gesellschaft zu reagieren. Die Aktivitäten sollen helfen, die Bevölkerung aufzuklären, damit sie Menschen mit Demenz unterstützt und ihnen ermöglicht, mit Demenz ein gutes Leben zu führen. Da die meisten Menschen mit Demenz zu Hause leben und von Familienangehörigen und Freunden betreut werden und zudem mit einer stetigen Zunahme von Erkrankungen gerechnet werden muss, ist eine Aufklärung der Öffentlichkeit nur zu begrüßen.

Einige Menschen mit Demenz haben jedoch niemanden, der sie zu Hause betreuen kann. Andere wiederum haben noch andere Krankheiten oder Leiden, die eine Selbstversorgung unmöglich machen. In solchen Fällen werden die Betroffenen oft von Personen betreut, die sie nicht kennen. Eine heikle Situation sowohl für die Betroffenen *als auch* für die Betreuungspersonen, die zu den Menschen mit Demenz eine Beziehung aufbauen sollen, und dies zu einer Zeit, in der die Betroffenen ohnehin große Veränderungen ihrer kommunikativen Fähigkeiten verkraften müssen.

1.3 Wie wirkt sich Demenz auf die Kommunikation aus?

Eine Demenz beeinträchtigt die Kommunikation auf unterschiedliche Weise. Wie bereits oben erwähnt, gibt es drei Demenzformen, die vor allem das Sprechvermögen und die Sprache beeinflussen. Auch Menschen mit anderen Demenzen können Probleme haben, Worte zu finden und einfache Fragen zu beantworten. Manchmal wiederholen sie einfach, was ihnen gesagt wurde. Die Veränderungen des Sprechvermögens und der Kommunikation sind, wie die meisten anderen Aspekte der Demenz, vor allem im Zusammenhang mit der Alzheimer-Krankheit untersucht worden, welche die häufigste Ursache von Demenzen ist. Menschen, die an der Alzheimer-Krankheit leiden, haben zunehmend Schwierigkeiten, die im Laufe eines Gesprächs vermittelten Informationen zu behalten. Die Folge davon ist, dass ihre Äußerungen oft wie Wiederholungen wirken, schwer verständlich sind und immer mehr sprachliche Fehler aufweisen (Bayles & Tomoeda, 1993). Mit der Zeit wird der verbale Austausch kürzer, die Pausen dazwischen werden länger und manchmal erfolgt ohne vorherige Ankündigung ein Themenwechsel. Diese Veränderungen erschweren den Ablauf des Gesprächs, sodass der Gesprächspartner nicht genau weiß, wann er an der Reihe ist.

Des Weiteren berichten Gesprächspartner von Menschen mit der Alzheimer-Krankheit, dass deren Äußerungen und Diskussionsbeiträge immer zusammenhangloser werden und für die Partner „keinen Sinn ergeben“ (Bayles & Tomoeda, 1991). Diese Veränderungen machen Interaktionen anstrengend und unbefriedigend, vor allem für die Gesprächspartner, die das Gefühl haben, ihre Beiträge liefen ins Leere (Astell et al., 2005). Vermutlich wirken die Wiederholungen von Menschen mit der Alzheimer-Krankheit auf die Gesprächspartner so, als hätten die Betroffenen ihnen nicht zugehört oder verhielten sich absichtlich schwierig. Beides kann die weitere Beziehung belasten und erschweren (Almberg, Grafström & Winblad, 1997).

All dies zeigt, dass sämtliche Demenzformen im fortgeschrittenen Stadium das Sprechvermögen und die Kommunikation gravierend beeinträchtigen, was Probleme für die Betroffenen und deren potenzielle Gesprächspartner mit sich bringt. Professionelle Betreuungspersonen und Familienangehörige stehen vor dem Problem, sich den Menschen, mit denen sie interagieren, verständlich zu machen, obwohl sie diese immer weniger verstehen können (Bayles & Tomoeda, 1991). Diese Beeinträchtigung der kommunikativen Fähigkeiten ist wohl *die* frustrierendste und zermürbendste Auswirkung der Demenz, sowohl für die Betroffenen als auch für die Menschen, mit denen sie interagieren (Azuma &

Bayles, 1997). Die Australierin Kate Swaffer, die seit 2008 an semantischer Demenz leidet, postete 2013 den folgenden Blog (Swaffer, 2013):

> *Das Sprechen wird für Menschen mit Demenz irgendwann peinlich oder erniedrigend... Dieses Gefühl der Peinlichkeit ist problematisch, weil es [die Menschen mit Demenz] noch mehr isoliert. Es ist einfacher, das Telefon läuten zu lassen, als sich lächerlich zu machen. Vielleicht ist dies der Grund, weshalb Menschen mit Demenz nicht mehr kommunizieren. Vielleicht, weil wir nicht nur Schwierigkeiten mit der Wortfindung haben, sondern es auch als demütigend empfinden, zu hören, wie wir Wörter falsch benutzen und uns verhaspeln. Natürlich macht das unseren Familienangehörigen und Freunden nichts aus, doch wie wir diese Veränderungen empfinden, hat zweifellos Auswirkungen darauf, wie wir mit den Symptomen der Demenz umgehen. Es ist viel einfacher, nichts zu sagen, als sich selbst zu erniedrigen.*

Wie aus dem obigen Text hervorgeht, stellt das Gefühl der Erniedrigung ein enormes soziales Hindernis dar und Kate beschreibt die Erfahrungen vieler Menschen mit Demenz sehr gut. Der Versuch, das Gefühl der Erniedrigung zu meiden, verringert die Chancen der Betroffenen, zu kommunizieren und sich in Situationen zu begeben, in denen sie mit anderen interagieren könnten. Dies ist eine ganz normale Reaktion, denn wir alle wollen uns nicht dem Gefühl der Erniedrigung aussetzen.

Menschen mit Demenz, die nicht mehr verbal kommunizieren können, sind in einer völlig anderen Situation. Man kann sich kaum vorstellen, wie sie es schaffen sollen, ihre Umgebung so zu beeinflussen, dass sie weniger erniedrigt werden. Nicht nur, weil ihnen die Worte fehlen, sondern auch wegen anderer Veränderungen, von denen sie betroffen sind, etwa der Unfähigkeit zu gehen oder aus dem Bett aufzustehen. Sie sind darauf angewiesen, dass andere Menschen ihnen helfen, Einfluss auf die Welt zu nehmen und Situationen der Erniedrigung nach Möglichkeit zu vermeiden. Doch auch wenn die Betroffenen nicht mehr verbal kommunizieren können, bedeutet dies nicht, dass Kommunikation nicht mehr möglich ist.

Schon am Anfang unserer Untersuchungen haben wir festgestellt, dass die Sprache zwar verloren geht, nicht jedoch das Bedürfnis zu kommunizieren (Ellis & Astell, 2004), wie nonverbale Äußerungen – Laute, Bewegungen, Blicke und andere Reaktionen auf die Menschen in der Umgebung – belegen. Es ist die Aufgabe potenzieller Kommunikationspartner, diese Kommunikationsversuche der Menschen mit Demenz, die nicht mehr verbal kommunizieren können, wahrzunehmen und auf sie einzugehen.

1.4 Kommunikation beruht auf Gegenseitigkeit

Es ist nahe liegend, dass Kommunikation auf Gegenseitigkeit beruht, denn wir kommunizieren nicht allein, sondern mit anderen Menschen. Ob von Angesicht zu Angesicht oder aus der Ferne, es sind immer andere Menschen, mit denen wir interagieren.

Denkpause: Die Übermittlung von Botschaften

Denken Sie zurück an das letzte Mal, als Sie mit jemandem telefoniert oder eine E-Mail, einen Text oder eine Kurzmitteilung verschickt haben. Was wollten Sie mitteilen? Haben Sie eine Antwort oder Reaktion erwartet? Haben Sie die erwartete Antwort bekommen? Haben Sie Wert darauf gelegt, wie die Person antwortet?

Denken Sie nun an die Person, mit der Sie kommuniziert haben. War es eine Bezugsperson, eine Freundin, ein Elternteil, ein Kind, eine Kollegin oder Ihr Chef? Denken Sie noch einmal daran, was Sie mitteilen wollten. Was für eine Reaktion oder Antwort haben Sie sich erhofft? Haben Sie die erwartete Antwort bekommen? Falls ja, wie haben Sie sich gefühlt? Falls nicht, wie haben Sie sich gefühlt?

Diese Übung verweist auf die wichtige Rolle, die andere Menschen bei der Kommunikation spielen. Wenn wir Menschen mit Kommunikationsproblemen begegnen, ist es an uns, unser Verhalten auf eine der Kommunikation förderliche Weise anzupassen und zu verändern. Von Gesprächsteilnehmern vorgenommene „Erläuterungen“ dienen dazu, eventuelle Missverständnisse oder Hörfehler aufzuklären. Dieser Prozess ist „kollaborativ, allgemein üblich und betrifft unklare Äußerung(en), ein wahrgenommenes Problem und die Beseitigung des Problems“ (Orange, Lubinksi & Higginbotham, 1996, S. 882). Menschen mit der Alzheimer-Krankheit können im Gespräch auftretende Missverständnisse aufklären, doch mit der Zeit nimmt die Zahl der aufklärungsbedürftigen Gespräche zu und die Anforderungen an den Gesprächspartner werden größer (Orange et al., 1996). Da Erläuterungen im Gespräch kollaborativ sind, kommt der Rolle der Partner eine entscheidende Bedeutung zu. In der von Orange et al. (1996) durchgeführten Studie waren die Gesprächspartner Familienangehörige, die die Menschen mit Demenz gut kannten und viel Erfahrung im Umgang mit ihnen hatten, sodass davon auszugehen ist, dass sie sich bemüht haben, das Gespräch in Gang zu halten.

Das Personal in den Pflege-Settings muss die Menschen mit kommunikativen Beeinträchtigungen kennenlernen und Möglichkeiten für sinnvolle soziale Interaktion und Partizipation schaffen. Im Rahmen einer Studie, die Gespräche in Pflegeheimen untersuchte, haben Baker et al. (2015) drei Arten von Gesprächen ermittelt. Bei der ersten haben die Mitarbeiter die Themen ausgewählt und am meisten gesprochen. Bei der zweiten sprachen beide Gesprächspartner etwa gleich viel und die Menschen mit Demenz wählten einige Themen aus. Bei der dritten sprachen die Menschen mit Demenz am meisten und wurden von den Mitarbeitern unterstützt. Die Analyse der drei Gesprächsarten hat ergeben, dass die Mitarbeiter hilfreiche Strategien einsetzen, um die Motivation ihrer Gesprächspartner mit Demenz zu stärken, z.B. wiederholten sie, was die Menschen mit Demenz sagten. Die Autoren der Studie entdeckten jedoch auch weniger hilfreiche Verhaltensweisen der Mitarbeiter, z.B. schenkten diese ihren Gesprächspartnern nicht ihre volle Aufmerksamkeit und ließen ihnen nicht genug Zeit, um sich auszudrücken.

Die Ermittlung und Maximierung der noch verbliebenen kommunikativen Fähigkeiten von Menschen mit Demenz ist wichtig, wenn es darum geht, ihr Leben zu verbessern (Kitwood, 1997). Begreiflicherweise wird dies umso schwieriger, je mehr sich ihre Kommunikation verändert und sie infolgedessen nicht mehr verbal kommunizieren können. Der „person-zentrierte Ansatz“ (Brooker, 2003; Kitwood, 1997) erlaubt es, die noch vorhandenen kommunikativen Fähigkeiten zu ermitteln und zu erkunden, wie diese maximiert werden können, um sinnvolle Interaktionen zwischen Menschen mit Demenz und Betreuungspersonen zu fördern. Ziel ist es, die Bedürfnisse der Betroffenen zu ermitteln und ihr Wohlbefinden durch Verbesserung der Beziehungen und der Kommunikation zwischen ihnen, ihren Familien und professionellen Betreuungspersonen zu steigern. Ein Ansatz ist „person-zentriert“, wenn die Menschen, die mit den Betroffenen interagieren, diese als Mitmenschen behandeln und nicht zuerst ihre Krankheit sehen.

In ihrem 2006 veröffentlichten Buch stellt Dawn Brooker ihre „VIPS“ vor, vier Aspekte, die im Rahmen der person-zentrierten Pflege Beachtung finden sollten: Menschen mit Demenz und ihre Betreuungspersonen wertschätzen (V = Valuing); Menschen mit Demenz als Menschen (I = Individuals) behandeln; die Welt aus Sicht (P = Perspective) der Menschen mit Demenz wahrnehmen und eine positive soziale Umgebung (S = Social environment) schaffen, in der die Menschen mit Demenz sich möglichst wohl fühlen. Jede Strategie, die darauf abzielt, die Kommunikation zwischen Menschen mit Demenz und ihren Betreuungspersonen zu verbessern oder das Selbstgefühl der Betroffenen zu erhalten, sollte sich an diesen Aspekten orientieren. Für die Umsetzung der Aspekte sind vor allem die Betreuungsperson oder der Kommunikationspartner verantwortlich. Die Beziehung zwischen Menschen mit Demenz, ihren Familienangehörigen und professionellen Betreuungspersonen (die Trias der Demenzpflege) ist wichtig für die Verbesserung des Wohlbefindens (Woods, Keady & Seddon, 2007). Dies verweist auf die Notwendigkeit, die Art und die Qualität der Beziehungen zwischen den Mitgliedern der Pflege-Trias und darauf, dem Einfluss der Demenz auf die Betroffenen mehr Aufmerksamkeit zu schenken. Wir wählen einen kollaborativen Ansatz, um zu zeigen, wie Kommunikationspartner Menschen mit Demenz, die nicht mehr fähig sind, verbal zu interagieren, helfen können, am sozialen Leben teilzunehmen.

1.5 Was ist Adaptive Interaktion?

Dieses Buch erzählt die Geschichte der Adaptiven Interaktion – ein Ansatz, der es ermöglicht, nonverbal zu kommunizieren. Wir haben diesen Ansatz für Menschen mit Demenz entwickelt, die nicht mehr verbal kommunizieren können. Von unseren Erfahrungen sollen alle profitieren, die mit Betroffenen interagieren, die nicht mehr sprechen können. Die Adaptive Interaktion ist eine Weiterentwicklung der Intensiven Interaktion (II) (Nind & Hewett, 1994), ein etablierter Ansatz, der in den Bereichen geistige Behinderungen und Autismus-Spektrum-Störungen (ASS) zum Einsatz kommt. Vor vielen Jahren hatten wir das Glück, eine Ausbildung in II bei der einzigartigen Phoebe Caldwell absolvieren zu können. Phoebe kam zu uns, blieb eine Weile und vermittelte uns die Grundlagen der II. Diese Erfahrung hat unser Denken maßgeblich beeinflusst und uns inspiriert, nonverbale Kommunikation bei Menschen mit Demenz einzusetzen, die nicht mehr verbal kommunizieren können. Wir sind Phoebe unendlich dankbar, dass wir von ihrer Erfahrung und ihrem Wissen profitieren durften und dass sie immer noch eine Quelle der Inspiration für uns ist.

Phoebe hat uns vermittelt, dass es wichtig ist, „die Sprache der Betroffenen zu lernen“. Der Begriff „Sprache“ wirkt beim Thema Kommunikation ohne Worte vielleicht etwas seltsam, aber Sprache ist sehr viel mehr als Worte. Wir kommen auf die Welt mit der Fähigkeit, Kontakt zu anderen Menschen aufzunehmen. Babys sind mit einem Verhaltensrepertoire ausgestattet – den sogenannten „Grundelementen der Kommunikation“ –, das darauf angelegt ist, Eltern und Betreuungspersonen zu einer Reaktion zu veranlassen. Es soll in erster Linie das Überleben des Säuglings sichern, ist zugleich aber auch die Basis für die Entwicklung der Sprache.

Zu den Grundelementen der Kommunikation zählen: beiderseitige Aufmerksamkeit, Blickkontakt, Geräusche, Bewegung und Nachahmung. Babys sind von Geburt an in der Lage, Blickkontakt aufzunehmen und einfache Handlungen (z. B. die Zunge herauszustrecken) nachzuahmen (Meltzoff & Moore, 1983). Im Zuge der Entwicklung der Sprache werden diese nonverbalen Kommunikationsmittel seltener eingesetzt, aber sie verschwinden nicht. Achselzucken, Umarmungen, Tränen und Lächeln sind integraler Bestandteil der normalen Kommunikation. Sie akzentuieren, verstärken und ersetzen häufig Worte, und auch wenn die Sprache und andere Möglichkeiten der verbalen Kommunikation ausfallen, wie es bei vielen Menschen mit Demenz der Fall ist, bleiben diese Grundelemente der Kommunikation erhalten.

Wir machen uns diese Grundelemente der Kommunikation zunutze, um die Sprache von Menschen mit Demenz zu lernen, die nicht mehr verbal kommunizieren können. Wir beobachten Blickkontakt, Gesichtsausdruck, Geräusche und Bewegungen. Auf dieser Basis entwickeln wir dann ein Profil ihres Kommunikationsrepertoires. Bei einigen Menschen wird dieses Repertoire von Geräuschen, bei anderen von Blicken und bei wieder anderen von minimalen Bewegungen dominiert. Wir haben festgestellt, dass jeder Mensch über ein individuelles Repertoire verfügt. Dieses Repertoire können wir ermitteln und mithilfe dieser „Sprache“ Kontakt zu Menschen mit Demenz aufnehmen, die nicht mehr verbal kommunizieren können – eine Chance, Menschen mit fortgeschrittener Demenz die Teilnahme am sozialen Leben weiterhin zu ermöglichen.

Sobald wir ihre Sprache gelernt haben, achten wir auf kommunikative Verhaltensweisen, um diese gezielt für die Kontaktaufnahme mit ihnen zu nutzen. Wir können auch versuchen, über Elemente ihres Repertoires, z. B. Geräusche oder Bewegungen, mit ihnen in Kontakt zu treten, doch dabei orientieren wir uns stets an den Betroffenen. Unsere Erfahrung hat uns gelehrt, unvoreingenommen in jede Interaktion zu gehen, nicht zu erwarten, dort anknüpfen zu können, wo wir aufgehört haben und bereit zu sein, sich an jede Person und jede Begegnung anzupassen. Dies war die Geburtsstunde der Adaptiven Interaktion.

Wir wollen die Adaptive Interaktion am Beispiel der fiktiven Geschichten von Frau Arndt, Frau Lehmann und Herrn Böhm vorstellen, Bewohnern des ebenfalls fiktiven Sonnenberg-Pflegeheims. Alle drei haben ein unverwechselbares

Kommunikationsrepertoire und die Einzelheiten ihrer Geschichten stammen von verschiedenen Personen. Es hat uns viel Freude und Vergnügen bereitet, diese Menschen während der Anwendung unseres Ansatzes kennenzulernen. Wir möchten anhand dieser drei Geschichten aufzeigen, wie unterschiedlich Menschen mit Demenz sind, die nicht mehr verbal kommunizieren können, und außerdem dazu beitragen, dass die Persönlichkeit eines jeden Menschen mit Demenz anerkannt und geachtet wird.

Frau Arndt

Frau Arndt ist 78 Jahre alt und lebt seit drei Jahren im Sonnenberg-Pflegeheim. Sie hat die meiste Zeit ihres Berufslebens in einer Fabrik gearbeitet und sich in der Gesellschaft der vielen Freunde, die sie dort gefunden hat, sehr wohl gefühlt. Frau Arndt ist eine sehr kontaktfreudige Frau mit einem verschmitzten Humor, die ihren Kollegen und Familienangehörigen oft Streiche gespielt hat. Sie sang für ihr Leben gerne und nutzte auf Partys und anderen Zusammenkünften jede Gelegenheit, die anderen zum Singen zu animieren. Ihre Freunde sagten, sie bringe die ganze Party in Schwung und sie verpasste nie eine Gelegenheit, sich mit Freunden und Familienangehörigen zu treffen. Sie und ihr Ehemann Walter hatten vier Kinder und waren 43 Jahre glücklich verheiratet. Doch dann starb Walter plötzlich nach einem schweren Schlaganfall.

Frau Arndts Familie fiel nach Walters Tod bald auf, wie sehr er seine Frau unauffällig unterstützt hatte. Ihre Familienangehörigen hatten schon früher bemerkt, dass Frau Arndt leichte Gedächtnisprobleme hatte, was sie jedoch darauf zurückführten, dass sie eben „älter wurde“. Kurz nach Walters Tod wurde bei ihr Demenz diagnostiziert, weil sie frühmorgens im Nachthemd nach draußen gegangen war. Man fand sie um 6:00 Uhr in der Nähe des Universitätsgebäudes, wo ihre Tochter Emma arbeitete. Die Polizei wurde gerufen und bald darauf kam Frau Arndt ins Sonnenberg-Pflegeheim.

Frau Lehmann

Frau Lehmann, 66 Jahre alt, lebt seit sieben Jahren im Sonnenberg-Pflegeheim. Mit 55 wurde bei ihr eine früh einsetzende Demenzform diagnostiziert. Zu ihrer Tochter Angela hat Frau Lehmann ein sehr enges Verhältnis. Ihr Ehemann Martin, der um sie und ihr Wohlbefinden sehr besorgt ist, ist äußerst hilfsbereit. Er bezeichnet sich als ihren Ehemann und nicht als ihre „Betreuungsperson" und verbessert jeden sofort, der auf diesen Unterschied nicht achtet. Frau Lehmann hat großes Glück, weil sich ihre Familie sehr um sie kümmert und sie regelmäßig besucht.

Ihre früh einsetzende Demenz machte sich bemerkbar, als die gewöhnlich selbstsichere Pflegefachfrau bei der Arbeit Fehler machte, sich immer mehr zurückzog und einen unsicheren Eindruck machte. Sie versuchte stets, mit einem Scherz und einem Lachen ihre Fehler zu überspielen und gab nie zu, dass etwas nicht stimmte. Manchmal machte sie auch ihre Kollegen für ihre Fehler verantwortlich, in dem verzweifelten Versuch, ihr Gesicht zu wahren. Ihre Kollegen reagierten verärgert und gingen nach Möglichkeit zu ihr auf Distanz.

Frau Lehmann vermied es, abends mit ihren Kollegen auszugehen und gesellte sich in den Kaffeepausen nicht zu ihnen. Was mit ihr passierte, war ihr peinlich und sie versuchte, ihren Status und ihre Freundschaften nicht zu verlieren, doch irgendwann wurde ihr das alles zu viel. Die Situation spitzte sich zu, als ihre Tochter nach einem Jahr Auszeit zurückkehrte und eine deutliche Veränderung im Verhalten ihrer Mutter feststellte. Sie vereinbarte einen Termin beim Arzt und begleitete ihre Mutter dorthin. Kurze Zeit später wurde bei Frau Lehmann eine früh einsetzende Demenz diagnostiziert und sie gab ihren Beruf auf.

Herr Böhm

Herr Böhm ist 85 Jahre alt und lebt seit fünf Jahren im Sonnenberg-Pflegeheim. Er ist ein sehr ruhiger, freundlicher Mensch, der Zeit seines Lebens als Ranger in einem lokalen Naturpark gearbeitet hat. Mit 65 schied er aus dem Berufsleben aus und führte bis zu seinem 78. Lebensjahr ein friedliches und relativ zurückgezogenes Leben. Vor seiner Unterbringung im Pflegeheim war er ein Einzelgänger, der die meiste Zeit mit seiner Hündin Isa in den Wäldern unterwegs war. Obwohl er sehr freundlich war, hatte er keine engen Freunde oder Familienangehörige, war nie verheiratet und hatte auch nie eine Partnerin. Seine Leidenschaft war die Natur und so war der Beruf des Rangers genau das Richtige für ihn. Er hielt sich von größeren Menschenmassen fern und blieb lieber für sich.

Im Alter von 79 Jahren wurde bei Herrn Böhm Demenz diagnostiziert. Seine Nachbarn waren besorgt, als er anfing, mitten in der Nacht mit Isa spazieren zu gehen. Manchmal kam die Hündin ohne Herrn Böhm nach Hause. Eines Nachts entdeckte Herrn Böhms Nachbarin Frau Winkler Isa. Sie stand mit Halsband und Leine morgens um 4:00 Uhr vor der Tür ihres Besitzers und bellte. Sie nahm die Hündin mit ins Haus und ihr Mann suchte draußen nach Herrn Böhm. Er fand ihn im Wald in der Nähe seines Hauses. Körperlich ging es ihm gut, doch er war sehr verwirrt, unterkühlt und verzweifelt. Nach diesem nächtlichen Zwischenfall nahmen die Winklers sich vor, von jetzt an ein Auge auf Herrn Böhm zu haben. Sie schauten jeden Tag bei ihm vorbei und sonntags ging er zu ihnen zum Essen. Trotz seines zurückhaltenden Wesens schien Herr Böhm die Gesellschaft der beiden zu genießen und sich immer zu freuen, wenn er sie sah. Die Winklers waren überzeugt, Herr Böhm warte nur darauf, dass der andere den ersten Schritt macht und Interesse an ihm zeigt.

Herrn Böhms Verhalten veränderte sich im Jahr darauf deutlich und den Winklers fiel auf, dass er abnahm und einen unsicheren Gang hatte. Herr Winkler begann, mit Isa spazieren zu gehen, um Herrn Böhm zu unterstützen, doch wenn er sich dessen Haustür näherte, vergaß Herr Böhm manchmal, dass er sein Nachbar war. Irgendwann öffnete Herr Böhm ihm die Tür gar nicht mehr und sie hörten Isa verzweifelt bellen und jaulen. Weil sie sich große Sorgen um Herrn Böhms und Isas Wohlergehen machten, schalteten die Winklers den Sozialdienst ein. Herr Böhm wurde untersucht, es wurde Demenz diagnostiziert und bald darauf wurde er im Sonnenberg-Pflegeheim untergebracht, da man ihm nicht mehr zutraute, für sich und seine Hündin sorgen zu können. Die Winklers nahmen Isa zu sich und besuchen Herrn Böhm noch heute mit ihr im Pflegeheim.

1.6 Kommunizieren ohne Worte

In den folgenden Kapiteln lernen wir Frau Arndt, Frau Lehmann und Herrn Böhm näher kennen und erfahren, wie die Krankheit in jedem einzelnen Fall dazu geführt hat, dass sie am sozialen Leben nicht mehr teilnehmen können. Wir machen auch Bekanntschaft mit ihren Familienangehörigen, Freunden und Betreuungspersonen, die versuchen, Kontakt zu ihnen aufzunehmen und mit ihnen zu interagieren. Frau Arndt, Frau Lehmann und Herr Böhm haben jeweils einen Kommunikationspartner – hier Frau Rosenthal, Herr Nowak und Frau Winkler –, der Sie auch begleiten wird. Wir zeigen, wie Adaptive Interaktion die Kommunikationspartner in die Lage versetzt, das individuelle Kommunikationsrepertoire der Betroffenen zu erfassen, ihre Sprache zu lernen und Möglichkeiten ausfindig zu machen, die sie befähigen, ohne Worte zu kommunizieren. In **Kapitel 2** erfahren Sie mehr über Frau Lehmann, Herrn Böhm und

Frau Arndt, um Ihnen einen Eindruck davon zu vermitteln, wie die Betroffenen ihre Demenz wahrnehmen. Wir zeigen außerdem, welche Rolle dem Interaktionspartner zukommt, wenn es darum geht, die soziale Welt von Menschen mit Demenz, die nicht mehr verbal kommunizieren können, mitzugestalten. In **Kapitel 3** stellen wir das Konzept der kollaborativen Kommunikation vor, ein Interaktionsmodell, das die Rolle beider Kommunikationspartner berücksichtigt, und wir gehen der Frage nach, wie dieses Modell Frau Lehmann, Herrn Böhm und Frau Arndt helfen kann, weiter am sozialen Leben teilzunehmen. **Kapitel 4** beschreibt die Adaptive Interaktion und geht ausführlich auf die Prozesse ein, die erforderlich sind, um die Sprache der Menschen mit Demenz, die nicht mehr verbal kommunizieren können, zu lernen und ihr Kommunikationsrepertoire zu ermitteln. Die **Kapitel 5, 6** und **7** sind jeweils einer Person gewidmet, die wir zusammen mit ihrem Kommunikationspartner bei dem Versuch begleiten werden, die Adaptive Interaktion in die Praxis umzusetzen. **Kapitel 5** beschäftigt sich mit Frau Arndt und ihrer Situation und beleuchtet die Herausforderungen einer Interaktion mit einem Menschen, der ständig Geräusche produziert. **Kapitel 6** untersucht die Situation von Frau Lehmann und setzt sich mit den kommunikativen Aspekten von Verhalten auseinander. **Kapitel 7** beinhaltet die Geschichte von Herrn Böhm und erkundet die Kommunikation mit einem Menschen, der keinerlei Geräusche von sich gibt.

2 We've Only Just Begun – Die Sprache der Demenz lernen

In diesem Kapitel lernen Sie Frau Arndt, Frau Lehmann und Herrn Böhm näher kennen und Sie erfahren, mit welchen Herausforderungen Menschen wie sie, die an Demenz erkrankt sind und nicht sprechen können, konfrontiert sind. Zudem lernen Sie die Schwierigkeiten von Menschen kennen, die versuchen, mit ihnen zu interagieren. In diesem Zusammenhang zeigen wir auf, welche Bedeutung dem Sprachvermögen in sozialen Interaktionen zukommt und welche Konsequenzen der Verlust dieser Fähigkeit für die Menschen mit Demenz und ihre Interaktionspartner hat.

2.1 Demenz und ihre Auswirkungen auf Beziehungen

Herr Böhm

Herr Böhm, früher ein aktiver Mann und eher ein Einzelgänger, kann nicht mehr gehen und ist von den sozialen Aktivitäten im Sonnenberg-Pflegeheim weitgehend ausgeschlossen. Er spricht nicht mehr und nimmt anscheinend nicht wahr, dass er Gesellschaft hat, wenn seine Nachbarn Frank und Elisabeth Winkler mit seiner Hündin Isa zu Besuch kommen. Er nimmt keinen Blickkontakt zu ihnen auf und gibt keinerlei Geräusche von sich. Er schläft den größten Teil des Tages und wenn er wach ist, starrt er in die Luft. Frank und Elisabeth geht es sehr nahe, Herrn Böhm in diesem Zustand zu sehen und sie besuchen ihn nicht mehr so oft, weil sie nicht wissen, wie sie mit ihm kommunizieren sollen.

Die meisten Schwierigkeiten, die zwischen Menschen mit Demenz und denen, die sich um sie kümmern, auftreten, sind eine direkte Folge der kognitiven Veränderungen, die eine Demenz mit sich bringt. Ein Beispiel: Menschen mit Demenz im Frühstadium haben oft Probleme, sich Dinge zu merken und zu planen, weshalb sie Hilfe bei der Durchführung der Aktivitäten des täglichen Lebens benötigen. Sie brauchen jemanden, der überprüft, ob sie die anfallenden Aktivitäten durchgeführt haben und ob sie ihre Aufgaben oder Aktivitäten des täglichen Lebens im Griff haben. Mit der Zeit brauchen sie in der Regel mehr Orientierung, d.h. man muss ihnen sagen, wo sie sind, welcher Tag oder welche Zeit es ist, was sie gerade getan haben usw. Die Notwendigkeit, sie ständig zu kontrollieren und zu informieren, belastet sowohl die Menschen mit Demenz als auch diejenigen, die mit ihnen interagieren. Wahrscheinlich ahnen Sie schon, dass solche Schwierigkeiten sich negativ auf ihre Beziehungen auswirken können. Für Familien ist es oft sehr anstrengend, existierende Beziehungen aufrechtzuerhalten und das Pflegepersonal steht vor der Aufgabe, eine Beziehung zu Menschen aufzubauen, die bereits gravierende kognitive Verluste erlitten haben und deren Fähigkeit, effizient zu kommunizieren, sich drastisch verändert hat.

Braucht der Betroffene im Laufe der Zeit mehr Unterstützung, schauen die Betreuungspersonen genauer hin. Anstatt zu überprüfen, ob eine Aufgabe durchgeführt wurde, überwachen sie nun akribisch sämtliche Schritte der Aufgabe, wie z.B. kochen oder einkaufen. Nehmen die kognitiven Fähigkeiten des Betroffenen weiter ab, müssen die Betreuungspersonen in allen Belangen des täglichen Lebens direkte Hilfe leisten. Ein Beispiel: Wenn der Betroffene sich nicht mehr waschen, ohne fremde Hilfe essen oder laufen kann usw., stellen die Betreuungspersonen fest, dass immer mehr von der Zeit, die sie mit dem Betroffenen verbringen, von diesen Aufgaben beansprucht wird. Hinzu kommt, dass den Partnern oder Kindern des Betroffenen die körperliche Unterstützung, die er braucht, z.B. Hilfe beim Toilettengang und beim Baden, oft peinlich ist. Abgesehen davon, ist sie auch körperlich anstrengend, was dazu führen kann, dass den Betreuungspersonen weniger Energie für soziale Interaktionen bleibt.

Frau Winkler

Frau Winkler besucht zusammen mit ihrem Mann und Isa immer noch Herrn Böhm, doch ihr setzen die Besuche zu, weil Herr Böhm so isoliert ist. Sie haben gehofft, dass Isa bei ihm irgendetwas auslöst, aber er reagiert nicht mehr auf seine Hündin und dann sitzen die Winklers da, schweigen verlegen oder reden miteinander und warten vergeblich darauf, dass irgendetwas doch noch Herrn Böhms Aufmerksamkeit erregt. Dieser einst so aktive, umtriebige Mann, der täglich stundenlang durch die Landschaft gestreift ist, die er so liebte, ist jetzt nur noch ein Schatten seiner selbst. Es quält Frau Winkler, ihn so zu sehen und sie hat keine Ahnung, wie es ihr gelingen könnte, mit ihm zu interagieren, aber aufgeben will sie auch nicht, weil er sonst niemanden mehr hat. Allerdings fällt es ihr immer schwerer, ins Sonnenberg-Pflegeheim zu gehen, denn es macht sie traurig und ist ihr unangenehm.

Menschen mit Demenz haben nicht nur Probleme mit den Reaktionen anderer, sondern es fällt ihnen bereits ab dem Frühstadium ihrer Krankheit schwer, soziale Situationen einzuschätzen. Soziale Wahrnehmung ist die Wechselwirkung zwischen sozialem Verhalten und den zugrunde liegenden Prozessen, die es steuern. Es verwundert nicht, dass Menschen mit kognitiven Beeinträchtigungen auch Schwierigkeiten haben, Hinweise in sozialen Situationen zu deuten. Die schnelle automatische Verarbeitung grundlegender universeller Emotionen ist fundamentaler Bestandteil der sozialen Kommunikation, mit der wir auf die Welt kommen (Batty & Taylor, 2003). Gesicht und Körper sind nonverbale Indikatoren, die Aufschluss über den inneren Zustand von Menschen geben und deren Gefühlslage verlässlich widerspiegeln. Probleme mit der Wahrnehmung von Hinweisen in sozialen Situationen können somit zu Missverständnissen und unangemessenem Verhalten führen.

Allerdings haben Menschen mit Demenz weniger Probleme, die Emotionen anderer Menschen wahrzunehmen, sondern eher damit, die mit sozialen Situationen einhergehenden komplexen Informationen zu deuten. Ihre Fähigkeiten, grundlegende Emotionen in den Gesichtern auf Fotos zu lesen, bleiben erhalten (Astell, Ellis & Hockey, 2004). Doch wenn sie komplexe soziale Situationen mit einer oder mehreren Personen interpretieren sollen, werden sie weniger Aussagen über die Gefühle und Motivationen der abgebildeten Personen machen und stattdessen in der Szene abgebildete Dinge beschreiben (Astell et al., 2004). Dies hat konkrete Auswirkungen auf normale Interaktionen mit Freunden und Familienangehörigen und ist mit Blick auf ihre Beziehungen zudem eine zusätzliche Quelle für Missverständnisse und verletzte Gefühle.

2.1.1 Die Beziehungen zu Familienangehörigen

In Familien kommt es häufig zu Problemen, wenn Menschen mit Demenz Familienmitglieder und wichtige Personen, Ereignisse und Orte in der Realität oder auf Fotos nicht erkennen. Die Verwandten fühlen sich verletzt und zurückgesetzt, wenn das Familienmitglied mit Demenz sich weder an sie noch an wichtige Familienereignisse wie Hochzeiten oder Geburtstagsfeiern erinnert. Weil die Fotos den Familienmitgliedern emotional viel bedeuten, gehen sie davon aus, dass dies bei den Menschen mit Demenz genauso ist oder dass die emotionale „Beziehung" ihre Erinnerung weckt (Astell, Ellis, Alm, Dye & Gowans, 2010). Doch diese Annahme lässt die Veränderungen im Gehirn der Menschen mit Demenz außer Acht, die es schwierig für die Betroffenen machen, neue Gedächtnisinhalte aufzunehmen und zu speichern. Diese Veränderungen sind der Grund, weshalb sie keine Erinnerung an Menschen, Orte und Ereignisse haben, mit denen sie in Berührung gekommen sind, nachdem in ihrem Gehirn der Abbau von Neuronen und neuronalen Verknüpfungen begonnen hat. Entweder haben sie diese Ereignisse aus der jüngeren Vergangenheit nicht gespeichert oder sie haben keinen Zugang dazu (Shenk, 2001). Dieses Unvermögen, Personen oder Orte zu erkennen, ist für die Familienangehörigen ein Zeichen, dass sie dem Menschen mit Demenz nicht wichtig sind und dies kann sich negativ auf ihr Verhältnis zu dem Betroffenen auswirken.

Nach Orange und Purves (1996) beeinflusst die Art der Beziehung die Qualität der Interaktionen zwischen Menschen mit Demenz und ihren Kommunikationspartnern. Problematisch ist die Situation insbesondere dann, wenn die Betreuungspersonen Familienmitglieder sind, denn sie werden in der Regel so gut wie gar nicht über die Auswirkungen der Demenz informiert und wenig bis überhaupt nicht darüber aufgeklärt, wie ein Mensch mit dieser Krankheit betreut werden muss (Hepburn, Tornatore, Center & Ostwald, 2001). Für Betreuungspersonen, die zur Familie gehören, ist dies eine prekäre Situation, die großen Stress verursachen kann (Zarit & Edwards, 2008). Ist die Betreuungsperson der Ehemann oder die Ehefrau, ist der Wechsel von einer partnerschaftlichen Beziehung zu einer, die von Betreuung und Abhängigkeit gekennzeichnet ist, oft besonders schwierig. Bei vielen Paaren erfolgt dieser Wechsel, nachdem sie ihr Leben lang zusammengelebt haben, und der pflegende Angehörige hat dann oft den Eindruck, die Person, mit der er/sie sein/ihr Leben geteilt hat, verloren zu haben. Wie sich dieser Wechsel auswirkt, hängt davon ab, wie die Qualität der Beziehung früher war, während das Ausmaß der von dem Menschen mit Demenz benötigten Hilfe einen Einfluss darauf hat, wie die Betreuungsperson den aktuellen Zustand der Beziehung empfindet (Quinn, Clare & Woods, 2009).

Die Familienangehörigen wissen oft nicht, dass ihr eigenes Verhalten Auswirkungen auf den Menschen hat, den sie betreuen (Kitwood, 1990). Dies hat zur Folge, dass viele Symptome der Demenz von Familienangehörigen falsch interpretiert und unbeabsichtigt verstärkt werden (Kitwood, 1997). Beispielsweise kann es so aussehen, als habe sich die Persönlichkeit des Betroffenen verändert, weil sich sein Verhalten und seine Reaktionen gegenüber Menschen und Situationen, verglichen mit der Zeit vor der Entwicklung der Demenz, verändert haben. Diese Deutung der Persönlichkeitsveränderung durch Familienangehörige gilt als eines der am weitesten verbreiteten und am schwierigsten zu handhabenden Symptome (Chatterjee, Strauss, Smyth & Whitehouse, 1992). Selbst kleine Veränderungen des Charakters oder die Zunahme sogenannter problematischer Verhaltensweisen, wie z.B. Dinge vergessen, untypische aggressive Reaktionen oder ständiges Umhergehen, können die Familienangehörigen gegen den Betroffenen aufbringen. Brauchen die Betroffenen mehr Unterstützung, legen die Betreuungspersonen, besonders wenn sie mit dem Betroffenen verheiratet sind, häufig ein potenziell schädliches Verhalten an den Tag und fangen an, den Betroffenen „anzuschreien und anzubrüllen, zu beleidigen, zu verfluchen oder zu drohen, ihn ins Pflegeheim zu bringen und ihm das Essen zu verweigern" (Beach et al., 2005, S. 255). Natürlich nützen solche Reaktionen niemandem.

Eine von Day und Anderson (2011) durchgeführte Untersuchung zum Thema „nachlassendes Mitgefühl" bei pflegenden Familienangehörigen hat ergeben, dass diese sich oft hoffnungslos und hilflos fühlen, apathisch sind und sich von dem Betroffenen emotional distanzieren. Diese vier Indikatoren findet man häufig auch bei Gesundheitsfachleuten, die Schwierigkeiten mit ihrer Arbeit haben. Emotionale Distanzierung, gekennzeichnet dadurch, dass „Familienangehörige eines Menschen mit Demenz... Ekel, Verlegenheit oder mangelndes Interesse empfinden", führt zu nachlassendem Mitgefühl mit und Rückzug von dem Menschen mit Demenz (Day & Anderson, 2011, S. 6). Dies hat zur Folge, dass die Menschen mit Demenz vom sozialen Leben ausgeschlossen werden und dies in einer Situation, in der sie am dringendsten Menschen brauchen, die sie davor bewahren.

Untersuchungen über die Auswirkungen von Demenz auf familiäre Beziehungen legen nahe, dass gleich zu Anfang geklärt werden sollte, was die Diagnose Demenz für die Familie bedeutet. Ehepaare können laut Robinson, Clare und Evans (2005) „unterstützt werden, wenn man ihnen ein geeignetes Deutungsmuster anbietet, das ihnen hilft, ihre Situation zu verstehen, Möglichkeiten zur Anpassung an die veränderten Rollen und Identitäten zu finden und die Verluste, mit denen sie in den Frühstadien der Demenz konfrontiert werden, zu bewältigen" (S. 337). Trotz dieser hilfreichen Empfehlungen gibt es kaum systematische Bestrebungen, Familien zu unterstützen und zu ermutigen, diese sinnvollen Aktivitäten zu nutzen. Die Erfahrungen von Familien, die mit Demenz leben, haben sich also kaum verändert, obwohl die Wahrnehmung von Demenz und die Aufklärung über diese Krankheit in den letzten zehn Jahren deutlich zugenommen haben.

2.1.2 Die Beziehungen zu professionellen Betreuungspersonen

Die Beziehungen zwischen professionellen Betreuungspersonen und Menschen mit Demenz waren häufiger Gegenstand von Untersuchungen als die Beziehungen zwischen Menschen mit Demenz und Betreuungspersonen aus der Familie. Eine negative Einstellung gegenüber Menschen mit Demenz gilt seit Langem als Hauptgrund für „Burn-out" bei Betreuungspersonen (Aström, Nilsson, Norberg, Sandmann & Winblad, 1991; Berg, Hansson & Hallberg, 1994). Geringe Motivation und schlechte Ausbildung der Mitarbeiter in den Pflege-Settings führen dazu, dass kaum Interaktionen zwischen den Mitarbeitern und Bewohnern stattfinden, da die Mitarbeiter nicht in der Lage und/oder sich nicht ausreichend unterstützt fühlen, mit den Menschen mit Demenz zu kommunizieren (Burgio et al., 1990; Carstensen, Fisher & Malloy, 1995). Wie bei den Betreuungspersonen aus der Familie ist mangelndes Wissen häufig der Grund dafür, dass die Kommunikationsversuche der Menschen mit Demenz missverstanden werden und die Mitarbeiter Interaktionen mit ihnen deshalb möglichst vermeiden. Dieser Mangel an sozialen Kontakten schadet den Menschen mit Demenz genauso wie den Mitarbeitern und macht deutlich, dass es unerlässlich ist, das Potenzial für Interaktionen in der sozialen Umgebung nach Kräften zu stärken.

Einstellungen und Verhalten der Betreuungspersonen lassen sich beträchtlich verbessern, wenn sie über die kognitiven und sozialen Auswirkungen der Demenz und die deutlich eingeschränkten Fähigkeiten der Betroffenen aufgeklärt werden (Berg et al., 1994; Chappell & Novak, 1992). Eine Aufklärung über diese Bereiche wirkt sich positiv darauf aus, wie die professionellen Betreuungspersonen die Menschen mit Demenz wahrnehmen, verbessert die Beziehungen zu den betreuten Menschen und steigert die Arbeitszufriedenheit der Betreuungspersonen (Berg et al., 1994; Chappell & Novak, 1992; Constable & Russel, 1986). Aufklärung hilft auch, die negativen Erwartungen abzubauen, mit denen die Betreuungspersonen in die Kommunikationsumgebung gehen. Betreuungspersonen aus der Familie gehen mit ihren Erinnerungen und Gedanken an die frühere Beziehung in die Pflegesituation, doch professionelle Betreuungspersonen haben erwiesenermaßen negative und geringe Erwartungen, was die Fähigkeiten von Menschen mit Demenz anbelangt. Nach Kitwood (1990) ist dies die Ursache der „malignen bösartigen Sozialpsychologie" in der Demenzpflege (s.

Kap. 2.3). Wie schwer die Mitarbeiter die Demenz einschätzen, hat ebenfalls Einfluss auf die Kommunikation zwischen Mitarbeitern und Bewohnern (Burgio et al., 1990; Carstensen et al., 1995). So konnte gezeigt werden, dass Pflegehelfer, die mit hilfreichen Kommunikationsstrategien, wie z. B. Gedächtnishilfen, Tipps und Ermutigungen, arbeiten, häufiger mit Bewohnern kommunizieren, die Demenz im Frühstadium haben, als mit Bewohnern in fortgeschrittenem Stadium der Krankheit, welche die Unterstützung bei der Kommunikation am dringendsten brauchen (Dijkstra et al., 2002).

2.2 Veränderungen des Verhaltens

Frau Lehmann

Frau Lehmann war früher eine kontaktfreudige Pflegefachfrau und hatte viele Freunde. Elf Jahre nachdem bei ihr eine früh einsetzende Demenz diagnostiziert wurde, spricht sie nicht mehr und erweckt den Eindruck, als könne sie überhaupt nicht mehr kommunizieren. In ihren Augen ist ein harter Blick, den sie für Menschen reserviert, die sie nicht mag. Doch ihr wütender Blick gilt immer einem anderem. An einem Tag dem Arzt, am nächsten der Putzfrau oder einer Nachbarin, die zu Besuch kommt – niemand weiß genau, wann ihr bedrohlicher Blick ihn trifft. Die Betreuungspersonen gehen ihr nach Möglichkeit aus dem Weg, weil sie ihr Verhalten als unberechenbar und feindselig empfinden, besonders bei der Körperpflege, eine Situation, in der sie leicht außer sich gerät. Sie schlägt nach den Pflegenden und schiebt sie weg, wenn sie ihr beim Toilettengang oder Duschen helfen wollen. Weder die Betreuungspersonen noch ihre Familienangehörigen kennen den Grund. Die Betreuungspersonen fürchten diese Aktivitäten meistens, weil sie wissen, dass Frau Lehmann sehr aufgebracht sein wird.

Nach Angaben von Betreuungspersonen verändert die Hälfte der Menschen mit Demenz ihr Verhalten oder entwickelt neue Verhaltensweisen, wie z. B. Agitiertheit, Angst, Stimmungsschwankungen oder Schlafstörungen (Stoppe, Brandt & Staedt, 1999). Diese Veränderungen werden gewöhnlich als „herausforderndes Verhalten“ bezeichnet, weil sie eine Herausforderung für professionelle und nicht professionelle Betreuungspersonen darstellen. Mittlerweile gilt diese Bezeichnung für Menschen mit Demenz als diskriminierend und sie wurde durch

„reaktive Verhaltensweisen" [engl. „responsive behaviours", Anm. d. Lek.] (Gutmanis et al., 2015) oder behaviorale, verhaltensbezogene und psychologische Symptome der Demenz (BPSD) ersetzt (Feast et al., 2016). In allen Fällen verlagert die Bezeichnung dieses Verhaltens das Problem jedoch auf die Menschen mit Demenz, wie die Klassifizierung als „Symptom" der Demenz und als behandlungsbedürftiges Phänomen zeigt. Diese Verlagerung des Problems auf die Menschen mit Demenz ist bezeichnend für die meisten Versuche, diese Schwierigkeiten in den Griff zu bekommen.

Veränderungen des Verhaltens gelten neben Inkontinenz seit Langem als die häufigsten Gründe, die Betroffenen nicht mehr zu Hause zu betreuen (O'Donnell et al., 1992). Einer neueren Untersuchung zufolge gibt es zwei Gründe, weshalb Familienmitglieder, die Angehörige betreuen, deren Verhalten als herausfordernd bezeichnen (Feast et al., 2016). Erstens die Veränderungen in puncto Kommunikation und Beziehungen, die den Betreuungspersonen das Gefühl vermittelten, einen „Verlust" erlitten zu haben. Zweitens empfanden die Betreuungspersonen bestimmte Verhaltensweisen als „Verstoß gegen soziale Normen", weil sie nichts über die potenziellen Verhaltensveränderungen von Menschen mit Demenz wussten. Das „Gefühl, die Beziehung habe sich verschlechtert" und „die Überzeugung, dass die Demenz die Identität ihres Angehörigen zerstört hat oder unweigerlich zerstören wird" (S. 429) waren ausschlaggebend dafür, dass die Betreuungspersonen aus der Familie das Verhalten ihrer Verwandten als herausfordernd bezeichneten.

Auch in professionellen Pflege-Settings ist das Verhalten von Menschen mit Demenz ein Thema. Wie eine Umfrage von Moniz-Cook, Woods und Gardiner (2000) unter 326 Mitarbeitern aus 14 Pflegeheimen in England ergab, waren Angst, wahrgenommene oder tatsächliche Unterstützung durch einen Supervisor und „die Möglichkeit, Bewohner als Personen wahrzunehmen" (S. 48) die wichtigsten Vorhersagefaktoren [engl. „predictor", Anm. d. Lek.] dafür, ob die Mitarbeiter das Verhalten der Bewohner als herausfordernd bezeichneten. Betreuungspersonen aus der Familie und viele professionelle Betreuungspersonen empfinden es gleichermaßen als belastend, mit Verhaltensweisen umzugehen, die sie als herausfordernd empfinden (Hazelhof et al., 2016). In ihrer neuesten Konzeptanalyse ermittelten Hazelhof et al. (2016, S. 507) eine Reihe von Faktoren, bezogen auf die Bewohner („körperliche und verbale Aggression, Konflikte, übersteigerte Ansprüche, Teilnahmslosigkeit"), und bezogen auf das Pflegepersonal („Alter, Erfahrung, Beschäftigungsdauer, Position und Ausbildungsniveau"), die Einfluss auf den Stress der Mitarbeiter haben. Interventionen, die die Auftretenshäufigkeit des von den Mitarbeitern als herausfordernd empfundenen Verhaltens einschränken und den Austausch zwischen den Mitarbeitern auf allen Ebenen verbessern, können die Mitarbeiter befähigen, besser mit solchen Vorkommnissen umzugehen (Koder, Hunt & Davison, 2014).

Herr Nowak

Herr Nowak, einer der jüngeren Mitarbeiter, arbeitet erst seit etwa sechs Monaten im Sonnenberg-Pflegeheim. Zu Beginn seiner Arbeit in der Einheit, in der Frau Lehmann lebt, begleitete er Kollegen, die mehr Erfahrung hatten als er. Jedes Mal, wenn sie das Zimmer von Frau Lehmann betraten, warnten sie ihn, ihr nicht zu nahe zu kommen, weil es passieren kann, dass sie ganz plötzlich zuschlägt. Sie erzählten ihm auch von ihrem eiskalten Blick und wie unangenehm sie diesen empfinden. Je mehr Zeit Herr Nowak mit Frau Lehmann verbrachte und je mehr Verantwortung er für deren Betreuung übernahm, desto mehr gewann er den Eindruck, dass es ihr an sozialen Interaktionen mangelte, denn diese beschränkten sich ausnahmslos auf die Körperpflege, die seine Kollegen zudem immer möglichst schnell hinter sich zu bringen versuchten. Er würde gerne mehr für Frau Lehmann tun, hat aber keine Ahnung, was er anders machen soll.

Nach Bird et al. (2002) ist der Grund, ein Verhalten als „herausfordernd“ zu bezeichnen, nicht das eigentliche Verhalten mitsamt dem Unbehagen, der Unsicherheit und der Furcht, die es auslöst, sondern die Wahrnehmung der häuslichen oder professionellen Betreuungspersonen. Doch Verhaltensweisen, wie rufen, der Betreuungsperson auf Schritt und Tritt folgen oder weinen, können auch eine kommunikative Funktion haben, die die Betreuungspersonen darauf aufmerksam machen soll, dass der Betroffene versucht, ein Problem, ein Bedürfnis, einen Wunsch oder ein Begehren zum Ausdruck zu bringen (Stokes, 2000). Ständiges Umherwandern oder Aufheben von Dingen können ein Hinweis darauf sein, dass der Betroffene sich langweilt oder dass es ihm an Stimulation mangelt. Ein Betroffener, der nach Hause gehen will oder sagt, seine Mutter warte auf ihn, versucht womöglich, seine durch die vermeintlich fremde Umgebung ausgelöste Angst zu dämpfen und sucht nach einem Ort, der vertraut und beruhigend auf ihn wirkt. Pflegepersonen, die die kommunikative Funktion dieses Verhaltens erkennen und auf die unerfüllten Bedürfnisse der Menschen mit Demenz reagieren, stärken deren Autonomie und erweitern ihre einfühlsame Pflege (Smith & Buckwalter, 2005).

2.3 Maligne, bösartige Sozialpsychologie

Der Begriff „maligne, bösartige Sozialpsychologie" stammt von Kitwood (1997) und bezieht sich auf Verhaltensweisen gegenüber Menschen mit Demenz, die er häufig beobachtet hat. Dieses Phänomen entsteht, wenn neurologisch beeinträchtigte Menschen mit Demenz und Personen mit einer negativen Einstellung einander begegnen. Es muss in diesem Zusammenhang jedoch darauf hingewiesen werden, dass es Kitwood (1997) nicht darum ging, mit dem Adjektiv „maligne" den Betreuungspersonen eine böse Absicht im Umgang mit den Menschen mit Demenz zu unterstellen. Malignität bezieht sich in diesem Kontext auf unser „kulturelles Erbe" (Kitwood, 1997, S. 46). Damit soll zum Ausdruck gebracht werden, dass unsere Kultur seit jeher eine negative Einstellung gegenüber Menschen mit neurologischen oder kognitiven Beeinträchtigungen hat. Die daraus resultierende maligne, bösartige Sozialpsychologie hat erwiesenermaßen gravierende negative Auswirkungen auf das Wohlbefinden von Menschen mit Demenz und kann den kognitiven Abbau, von dem sie betroffen sind, sogar noch beschleunigen. Wie in **Kapitel 1** gezeigt wurde, fühlen wir uns gedemütigt, wenn wir „zu Unrecht erniedrigt, lächerlich gemacht oder herabgesetzt werden – insbesondere, wenn wir als Person entwürdigt oder abgewertet werden" (Hartling & Luccheta, 1999). Dieses Gefühl resultiert aus der Art und Weise, wie sich eine oder mehrere Personen uns gegenüber verhalten. Demütigungen sind Verhaltensweisen, die „die Würde oder Selbstachtung einer Person oder Gruppe herabsetzen und dem Täter oft ein Gefühl der Genugtuung verschaffen, weil er sich dem anderen *überlegen* [Kursivschrift im Original] fühlt" (Mast, 2016, S. 2185).

Denkpause: Peinliche Situationen

Wir alle sind schon einmal in Anwesenheit von Familienangehörigen, Freunden, Kollegen oder Fremden in eine peinliche Situation geraten, wie z.B. diese: Sie kommen aus der Toilette und ziehen einen Streifen Papier hinter sich her, oder Sie merken, dass Sie ein Kleidungsstück nicht richtig zugemacht haben oder Ihnen geht in der Öffentlichkeit ein Wind ab. Denken Sie zurück an eine peinliche Situation, die Ihnen passiert ist. Wie haben Sie sich gefühlt? Wie sind Sie damit umgegangen?

Wie wir uns fühlen, hängt weitgehend von den Reaktionen anderer Menschen ab. Menschen haben das Bedürfnis, sich in eine soziale Gruppe einzufügen oder Teil von ihr zu sein. Deshalb achten wir stets darauf, was andere Leute über uns denken. Denken Sie nun an Ihre peinliche Situation zurück und überlegen Sie, welche Menschen dabei waren und wie sie reagiert haben. Haben sie spöttische Bemerkungen gemacht oder waren sie eher schockiert? Haben sie etwas zu dem Vorfall gesagt? Wenn ja, war es eine verständnisvolle oder missbilligende Äußerung? Welche Gefühle haben *ihre* Reaktionen bei Ihnen ausgelöst?

Wie Sie mit der Situation umgegangen sind, war zu einem Teil beeinflusst von den Reaktionen der anderen Leute. Gewöhnlich entscheiden sich Menschen beim Umgang mit peinlichen Situation für eine von zwei Strategien: ignorieren oder konfrontieren. Ignorieren ist klar: Sie tun so, als hätte die peinliche Situation gar nicht stattgefunden. Konfrontieren bedeutet, Sie reagieren direkt auf den peinlichen Vorfall und machen einen Witz darüber oder entschuldigen sich dafür, je nach Situation. Wie haben Sie sich in Ihrer peinlichen Situation verhalten?

Das Gefühl der Peinlichkeit tritt bei Betreuungspersonen von Menschen mit Demenz häufig in Kombination mit einer Depression auf (Springate & Tremont, 2014). Sie neigen dazu, von ihnen als peinlich empfundene Situationen zu ignorieren, verspüren gleichzeitig jedoch ein Gefühl der Frustration. Die Reaktionen der Betreuungspersonen auf das Verhalten von Menschen mit Demenz hängen weitgehend davon ab, ob sie glauben, die Betroffenen seien in der Lage, ihr Verhalten zu kontrollieren (Paton, Johnston, Katona & Livingston, 2004). Viele Familienangehörige sind der Auffassung, dass die meisten der von ihnen beobachteten „Symptome“ der Demenz von den Menschen, die sie betreuen, kontrolliert werden können. Betreuungspersonen aus der Familie glauben demnach, dass hinter vielen der von ihnen als problematisch empfundenen Verhaltensweisen Vorsatz und Absicht stecken (Paton et al., 2004). Diese Überzeugung veranlasst sie, gegenüber den Betroffenen Verhaltensweisen an den Tag zu legen, die deren Personsein abwerten. Kitwood (1990) nennt diese Verhaltensweisen „personal detractors“. Hierzu gehören unter anderem: Infantilisieren, Marginalisieren oder Ignorieren. Die folgende Tabelle gibt einen Überblick über die 17 von Kitwood beschriebenen „personal detractors“.

Tabelle 2-1: Die von Kitwood (1990) beschriebenen „personal detractors“ [Für die deutschsprachige Übersetzung wurde auf das Werk von Tom Kitwood (2016). *Demenz. Der person-zentrierte Ansatz im Umgang mit verwirrten Menschen.* Bern: Hogrefe, S. 91–93 zurückgegriffen. Anm. d. Übers.]

Kategorie	Beschreibung	Beispiel
Betrug	Einsatz von Formen der Täuschung, um eine Person abzulenken, zu manipulieren oder zur Mitwirkung zu zwingen.	Maria sagen, dass ihre Tochter bald hier sein und sie nach Hause bringen wird, obwohl sie in Wirklichkeit nicht mehr zu Hause wohnt und ihre Tochter auf der anderen Seite der Welt lebt.
Zur Machtlosigkeit verurteilen	Jemandem nicht gestatten, vorhandene Fähigkeiten zu nutzen; die Unterstützung beim Abschluss begonnener Handlungen versagen.	John das Besteck wegnehmen und ihn „füttern“, wenn man meint, dass er „zu langsam“ ist.
Infantilisieren	Jemanden sehr väterlich bzw. mütterlich autoritär behandeln, etwa wie ein unsensibler Elternteil dies mit einem sehr kleinen Kind tun würde.	Michael sagen, er sei „sehr ungezogen“, wenn er einen anderen Bewohner verflucht.
Einschüchtern	Durch Drohungen oder körperliche Gewalt bei jemandem Furcht hervorrufen.	Ingrid sagen, Sie würden dafür „sorgen“, dass sie still sitzt, wenn sie nicht aufhört, im Heim umherzulaufen.
Etikettieren	Einsatz einer Kategorie wie Demenz oder „organisch bedingte psychische Erkrankung“ als Hauptgrundlage der Interaktion mit der Person und zur Erklärung ihres Verhaltens.	Sandra und Tanja als „demente Patientinnen“ bezeichnen.
Stigmatisieren	Jemanden behandeln, als sei er ein verseuchtes Objekt, ein Alien oder Ausgestoßener.	Gregor die Tür vor der Nase zumachen, weil er inkontinent war.
Überholen	Informationen liefern, Alternativen zur Wahl stellen etc., jedoch für die betreffende Person zu schnell, um zu verstehen; der Betroffene gerät damit unter Druck, Dinge rascher zu tun, als er ertragen kann.	Theresa sagen, sie solle „sich beeilen“, wenn sie sich auszieht, um zu duschen.
Entwerten	Die subjektive Realität des Erlebens und vor allem die Gefühle einer Person nicht anerkennen.	Manuel sagen, er solle „nicht albern sein“, wenn er beunruhigt ist und seine Mama sehen will.

Kategorie	Beschreibung	Beispiel
Verbannen	Jemanden fortschicken oder körperlich bzw. seelisch ausschließen.	Bernd in sein Zimmer bringen und die Tür schließen, weil er „jammert"
Zum Objekt erklären	Jemanden behandeln, als sei er ein Klumpen toter Materie, der gestoßen, angehoben, gefüllt, aufgepumpt oder abgelassen werden kann, ohne wirklich auf die Tatsache Bezug zu nehmen, dass es sich um ein fühlendes Wesen handelt.	Während Sarah gewaschen und angezogen wird, sich mit einer Kollegin über völlig andere Dinge unterhalten und lachen.
Ignorieren	In jemandes Anwesenheit einfach in einer Unterhaltung oder Handlung fortfahren, als sei der bzw. die Betreffende nicht vorhanden.	Weiter mit einer Kollegin reden, obwohl Klara darum bittet, auf die Toilette zu gehen.
Zwang	Jemanden zu einer Handlung zwingen und dabei die Wünsche der betroffenen Person beiseite schieben bzw. ihr Wahlmöglichkeiten verweigern.	Weiter Reispudding in Inas Mund löffeln, obwohl diese bereits gesagt hat, dass sie nichts mehr möchte.
Vorenthalten	Jemandem eine erbetene Information oder die Befriedigung eines erkennbaren Bedürfnisses verweigern.	Im Fernsehen die Nachrichten anschauen und Arthur sagen, er solle warten, obwohl er sagt, dass er Hunger hat.
Anklagen	Jemandem Handlungen oder deren Unterlassen, die sich aus einer fehlenden Fähigkeit oder einem Fehlinterpretieren der Situation ergeben, zum Vorwurf machen.	Thekla aus dem Raum schicken, wenn die Kunsttherapeutin darin ist, weil sie „unkonzentriert" ist.
Unterbrechen	Plötzlich oder in störender Weise in die Handlung oder Überlegung von jemandem einbrechen; ein rohes Aufbrechen des Bezugsrahmens einer Person.	Tom ein Glas mit Saft in die Hand geben, während er eine Zeitung durchblättert.
Lästern	Sich über die „merkwürdigen" Handlungen oder Bemerkungen einer Person lustig machen; hänseln, erniedrigen, Witze auf Kosten einer anderen Person machen.	Mit Kollegen über Tina lachen, weil sie anstatt Milch Zucker in ihre Teetasse gießt.
Herabwürdigen	Jemandem sagen, er sei inkompetent, nutzlos, wertlos etc.; Botschaften vermitteln, die der Selbstachtung einer Person schaden.	Lachen und Michael sagen, er sei „blöde", wenn er versucht, sich zu erinnern, wie man dem Klavier einen Ton entlockt.

Es ist nunmehr 30 Jahre her, dass Kitwood sein Konzept der malignen, bösartigen Sozialpsychologie vorgestellt hat und Personzentriertheit zum zentralen Ziel der Demenzpflege erklärt wurde. Dennoch kann man dieses Verhalten gegenüber Menschen mit Demenz immer noch beobachten. Dies liegt vor allem daran, dass es an Aufklärung und Training in Sachen Demenz mangelt, insbesondere bei Betreuungspersonen aus der Familie, denen es selbst überlassen bleibt, sich Gedanken zu machen, wie sie mit den Betroffenen interagieren und umgehen sollen. Allerdings kann man das beschriebene Verhalten auch in Demenzpflegediensten beobachten, deren oberstes Ziel nicht darin besteht, mit den Menschen mit Demenz zu interagieren und Zeit mit ihnen zu verbringen, sondern ihr Arbeitspensum zu schaffen. Da ist es bequemer, wenn die Betroffenen still sitzen und die Mitarbeiter bei der Durchführung ihrer Aufgaben nicht mit ihren Bedürfnissen belästigen.

2.4 Die Auswirkungen dieses Verhaltens auf Menschen mit fortgeschrittener Demenz

Menschen mit Demenz reagieren, genau wie wir alle, darauf, wie sie von anderen eingeschätzt und behandelt werden. Die Theorie der erlernten Hilflosigkeit (Seligman, 1972) beschreibt den emotionalen Zustand, der entsteht, wenn man überzeugt ist, keine Kontrolle über die Situation oder die Umgebung zu haben, was dazu führt, dass die negative Einstellung als gegeben hingenommen und das vermeintliche Unvermögen akzeptiert wird. Lubinski (1995) hat die Theorie der erlernten Hilflosigkeit auf Demenz übertragen, um die Wahrnehmung der Demenz durch die Betroffenen und die Einstellungen anderer gegenüber dieser Krankheit deutlich zu machen. Ein Beispiel: Wenn Menschen mit Demenz merken, dass ihre Kommunikationsversuche und Reaktionen keine Wirkung zeigen, stellen sie sie ein. Der Begriff „sozial tot" (Sweeting & Gilhooly, 1997), der viel Empörung ausgelöst hat und inzwischen durchweg abgelehnt wird, wurde geprägt, um zu beschreiben, wie Menschen mit Demenz, die nicht sprechen können, eingeschätzt werden. Zu dieser Einschätzung kommt es, wenn Menschen mit Demenz, die körperlich noch existieren, von anderen als unfähig, nutzlos und quasi tot betrachtet werden, was ihre Teilnahme am sozialen Leben anbelangt.

Dass Menschen mit Demenz als „unfähig", „tot", „nutzlos" usw. wahrgenommen werden, offenbart, wie negativ wir ihnen gegenüber eingestellt sind, wie wir sie einschätzen und letztendlich auch behandeln. Laut Kitwood (1997) „entpersonalisieren" wir die Menschen mit Demenz mit unserem Verhalten und unseren Einstellungen und schuld daran ist nicht nur unser kulturelles Erbe. Noch schockierender ist, dass wir Menschen mit Demenz entpersonalisieren, um uns *selbst* vor der Realität einer fortgeschrittenen Demenz zu schützen. Auf den ersten Blick wirkt dieses Verhalten hart, gefühllos und egoistisch. Aber Betreuungspersonen *müssen* versuchen, sich vor einem „Burn-out" zu schützen, denn ihre Arbeit ist körperlich und emotional extrem belastend und zehrt an ihren Kräften. Um ihnen zu helfen, mit den psychologischen Anforderungen ihrer Arbeit umzugehen, brauchen wir Strategien, die sie und die von ihnen betreuten Menschen schützen. Eine auf den ersten Blick paradox erscheinende Strategie könnte sein, den Menschen mit Demenz *näher* zu kommen anstatt sich von ihnen zu distanzieren. Doch die Entwicklung einer Beziehung wird ohne das Kommunikationsmittel Sprache zum Problem. Die Frage lautet: Wie kann es gelingen, ohne Sprache eine Beziehung aufzubauen?

Kitwood (1997, S. 75) schreibt: „Im Verlauf ihrer Krankheit versuchen die betroffenen Menschen, sämtliche ihnen noch zur Verfügung stehenden Ressourcen zu nutzen. Wenn komplexe Möglichkeiten ausfallen, muss auf elementare und tief eingeprägte zurückgegriffen werden, von denen wir einige in der frühen Kindheit gelernt haben." Aus diesem Grund sind Menschen mit Demenz ständig damit beschäftigt, sich körperlich zu stimulieren, sei es, dass sie ihr Bein reiben, auf ihren Fingern kauen, an ihrer Kleidung zupfen oder mit der Hand auf ihren Körper oder auf Objekte in ihrer Nähe klopfen (Kitwood, 1997). Nach Perrin (2001) stimulieren die Betroffenen sich auf diese Art und Weise selbst, weil die Umgebung ihnen weder Beschäftigungsmöglichkeiten anbietet noch ein Sicherheitsgefühl vermittelt. Dann ziehen Menschen mit Demenz sich in ihre eigene Welt zurück und stimulieren sich mithilfe von Verhaltensstereotypien – möglicherweise ein „letzter verzweifelter Versuch, psychologisch zu überleben" (Kitwood, 1997, S. 75). Diese Verhaltensstereotypien lassen sich als Ausgangsbasis für die Kommunikation zwischen Menschen mit fortgeschrittener Demenz und ihren Betreuungspersonen nutzen.

2.5 Verbesserung der Kommunikation

Es gibt eine ganze Reihe von Interventionen, um die Kommunikation zwischen Menschen in den frühen bis mittleren Stadien der Demenz und ihren Familienangehörigen und professionellen Betreuungspersonen zu verbessern, beispielsweise das Communication Enhancement Model (Orange, Ryan, Meredith & MacLean, 1995) und FOCUSED (Ripich, 1994). Doch zur Verbesserung der Kommunikation zwischen Menschen mit fortgeschrittener Demenz und ihren Betreuungspersonen gibt es nur wenige Interventionen und von diesen sollen hier zwei vorgestellt werden: die Validationstherapie (Feil, 1993) und die Habilitationstherapie (Raia, 2011); bei beiden steht die Person des Betroffenen im Mittelpunkt.

2.5.1 Die Validationstherapie

Die Validationstherapie (Feil, 1993) wurde gegen Ende der 1960er Jahre für die Kommunikation mit älteren Menschen entwickelt und in den 1980er Jahren auch bei Menschen mit Demenz angewendet (Neal & Barton Wright, 2003). Bei der Validationstherapie geht es darum, die subjektive Realität der Betroffenen anzuerkennen und zu validieren. Dies bedeutet, auch wenn die Betreuungsperson die Kommunikation des Betroffenen nicht versteht, muss sie so tun, als hätte sie sie verstanden. Dies hat den Vorteil, dass die Betreuungsperson nicht versucht, den Menschen mit Demenz an der Realität zu orientieren, sondern sich in seine Welt begibt. So werden die subjektiven Erfahrungen der Person mit Demenz validiert und gleichzeitig auch ihre Emotionen anerkannt. Feil (1993) hat für Betreuungspersonen einige dem Kern der Validationstherapie entsprechende Validationsprinzipien zusammengestellt: Alle Verhaltensweisen von Menschen mit Demenz sind so zu betrachten, als hätten sie eine Bedeutung und die Betroffenen dürfen nicht gezwungen werden, sie zu ändern. Die Betreuungspersonen sollen alle Betroffenen vorurteilslos akzeptieren und unabhängig vom Ausmaß ihrer kognitiven Verluste als wertvoll betrachten.

Für Feil (1993) liegen die vermeintlichen Vorzüge der Validation darin, dass sie bei Menschen mit Demenz Sprache, Gesichtsausdruck, Kommunikation mit anderen verbessert und den Einsatz von Fixierungen und Medikamenten reduziert. Allerdings mangelt es an wissenschaftlichen Daten, die die Effizienz dieser Therapie untermauern und dies betrifft in besonderem Maße die Methode zur Messung von Veränderungen (Neal & Barton Wright, 2003). Dennoch lassen die Grundprinzipien der Validationstherapie – die Betroffenen zu stärken und zu validieren – den Schluss zu, dass die angewandten Methoden geeignet sind, positive Emotionen zu wecken und das Selbstwertgefühl zu verbessern, was sich wiederum positiv auf die Lebensqualität auswirkt. Abgesehen davon nimmt die Validationstherapie den ganzen Menschen mit seiner persönlichen und emotionalen Geschichte in den Blick und zielt, ganz im Sinn der Personzentriertheit, darauf ab, noch vorhandene Fähigkeiten der Betroffenen zu maximieren.

2.5.2 Die Habilitationstherapie

Die Habilitationstherapie (Raia, 2011) versucht, die Lebensqualität von Menschen mit fortgeschrittener Demenz durch Steigerung ihres Selbstvertrauens und ihrer funktionalen Fähigkeiten zu verbessern. Mit der Bezeichnung Habilitationstherapie sollen Therapien, die die *Re*habilitation der demenzbedingten kognitiven Veränderungen anstreben, bewusst von diesem Ansatz abgegrenzt werden, der darauf abzielt, mit Menschen, die Demenz haben, in dem Zustand zu arbeiten, in dem sie sich befinden. „Das Ziel der Habilitationstherapie ist denkbar einfach: die Menschen in eine positive Stimmung zu versetzen und diese den ganzen Tag lang aufrechtzuerhalten" (Raia, 2011, S. 2). Die Habilitationstherapie setzt darauf, dass die Betreuungspersonen die Menschen mit Demenz und deren psychologischen Zustand beobachten, insbesondere deren Fähigkeit, Emotionen wahrzunehmen und zu kommunizieren, und sie will Erkenntnisse darüber gewinnen, wie sich Demenz insgesamt auswirkt. Zudem versucht sie herauszufinden, wie Menschen mit fortgeschrittener Demenz kommunizieren und auf die Kommunikationsversuche anderer reagieren (Raia, 1999). Raia und Koenig-Coste (1996) nennen fünf Bereiche, die geeignet sind, positive Emotionen zu wecken: der materielle, der soziale, der kommunikative, der funktionale und der verhaltensbezogene Bereich.

Materieller Bereich: Hier gilt es, Dinge in der Umgebung ausfindig zu machen und zu beheben, die Menschen mit Demenz schaden oder irritieren können, z. B. Aktivitäten in der Umgebung umstrukturieren oder die Beleuchtung verbessern (Raia, 2011).

Sozialer Bereich: Die Betreuungspersonen versuchen durch ihren Umgang mit den Menschen mit Demenz, deren soziale und kognitive Fähigkeiten zu erhalten. Dies bedeutet, die Betreuungspersonen arbeiten mit den Betroffenen, um die noch vorhandenen verbalen und nonverbalen kommunikativen Fähigkeiten zu erhalten. Es geht vor allem darum, die Betroffenen durch die Beschäftigung mit einer sinnvollen, zielgerichteten Aktivität in eine positive Stimmung zu versetzen und sie so zum Ausdruck positiver Gefühle zu veranlassen.

Bereich der Kommunikation: In diesem Bereich soll die Verständigung zwischen Menschen mit Demenz und ihren Betreuungspersonen verbessert werden. Ziel ist es, bei den Betroffenen die Frustration über ihre verbalen Schwierigkeiten abzubauen und sie dadurch langfristig zur Nutzung aller verbliebenen kommunikativen Fähigkeiten zu veranlassen. Die Betreuungspersonen müssen sehr aufmerksam zuhören, außergewöhnlich kreativ sein und die Betroffenen gut motivieren können. Es kommt nicht darauf an, dass die Betreuungsperson die verbale Äußerung des Betroffenen versteht, sondern die über sie transportierte emotionale Botschaft. Des Weiteren muss die Betreuungsperson nonverbale Kommunikation benutzen und die Menschen mit Demenz auch dazu animieren, damit sie von ihren noch vorhandenen kommunikativen Fähigkeiten Gebrauch machen.

Funktionaler Bereich: Hier geht es darum, einen extremen Abbau von Fähigkeiten zu verhindern, ein großes Problem bei Menschen mit Demenz, deren nachlassende Fähigkeiten umgebungsbedingt sind.

Verhaltensbezogener Bereich: Hier wird ein person-zentrierter Pflegeansatz bevorzugt, der den Betreuungspersonen hilft, zu erkennen, welche Dinge sie bei sich selbst oder in der Umgebung verändern können.

2.6 Nonverbale Kommunikation

Frau Arndt

Frau Arndt verbringt die meiste Zeit allein in ihrem Zimmer im Sonnenberg-Pflegeheim. Da sie weder gehen noch allein aus dem Bett aufstehen kann, ist sie darauf angewiesen, dass andere sie besuchen oder dass die Mitarbeiter ihr vom Bett in den Rollstuhl helfen, damit sie in der Einheit mit anderen zusammen sein kann. Doch dies passiert nicht allzu oft, weil sie ohne erkennbaren Grund häufig ein lautes schrilles Geräusch von sich gibt. Dieses Geräusch erschreckt die Menschen in ihrer Umgebung, weil es sich anhört, als hätte sie Schmerzen oder sei in Not. Infolgedessen wird sie oft von sozialen Aktivitäten ausgeschlossen. Ihre Tochter Emma besucht sie oft und findet, dass ihre Mutter sehr zugänglich und aufgeschlossen ist. Es regt sie auf, dass ihre Mutter die meiste Zeit alleine in ihrem Zimmer verbringt und sie möchte, dass die Mitarbeiter ihr etwas Abwechslung verschaffen, z. B. ihr Bett verrücken oder Musik anstellen. Wenn ihnen nichts mehr einfällt und die Tochter nach Hause geht, wird die Zimmertür meistens zugemacht und irgendwann schläft Frau Arndt dann ein. Die Mitarbeiter wissen nicht, wie sie mit Frau Arndt interagieren sollen und würden gerne erfahren, wie sie Kontakt zu ihr aufnehmen können.

Wenn Menschen mit Demenz nicht mehr sprechen können, ist dies ein großes Problem, nicht nur wegen der damit verbundenen Schwierigkeiten bei der Kommunikation, sondern auch, weil es Einfluss darauf nimmt, wie wir Menschen mit dieser Krankheit „sehen". Nach Duffy (1999) stellen die Betreuungspersonen von Menschen mit Demenz „emotionale Verbundenheit intuitiv über die Sprache her" (S. 577). Dies bedeutet, wir bauen zu einer Person, die nicht mehr fähig ist, zu sprechen und Sprache zu verstehen, eine emotionale Distanz auf. Wir halten sie für unfähig, Kontakt zu uns aufzunehmen, wenn sie ihre Gefühle nicht verbal zum Ausdruck bringen kann. Das hört sich unbarmherzig an, aber in genau dieser Situation befinden sich viele Menschen mit Demenz, die nicht sprechen können. Wir ignorieren oder meiden sie in der Regel, weil wir das Gefühl haben, es sei „niemand da". Andererseits betont Duffy (1999), dass unsere Innenansicht der Welt nicht allein auf Sprache beruht und dass es andere Möglichkeiten gibt, menschliche Kommunikation zu betrachten. Was sind das für Möglichkeiten? Die folgenden Beispiele zeigen uns andere Formen der Kommunikation und andere Möglichkeiten auf, sich ohne Worte emotional in andere hineinzuversetzen.

Denkpause: Nonverbale Kommunikation

Sie sind mit einer Freundin im Kino und schauen sich einen traurigen Film an, z. B. Titanic. Der Film ist so gut wie zu Ende und Sie sehen Jack und Rose in der Schlussszene. Nach einem sehr emotionalen Dialog lassen sie ihre Hände los und Jack fällt langsam in das eiskalte Wasser und verschwindet. Sie hören, wie Ihre Freundin „schnieft" – was würden Sie daraus schließen? Es ist dunkel, Sie können sie nicht sehen, aber Sie wissen, dass sie weint. Sie wissen das nicht nur, weil sie entsprechende Geräusche macht, sondern weil Sie ihre Gefühle nachvollziehen können. Sie können sich unmittelbar mit diesem Gefühl identifizieren – nicht, weil sie Ihnen gesagt hat, dass sie bewegt ist, sondern weil ihr Verhalten es Ihnen „gesagt" hat. Sie haben es eher gespürt, und zwar stärker, als wenn sie Ihnen gesagt hätte: „Ich bin sehr bewegt." Spontan greifen Sie nach ihrer Hand und drücken sie. Was „sagt" diese Geste Ihrer Freundin? Etwas, das sich schwer in Worte fassen lässt, auf der „Gefühlsebene" aber völlig klar ist, vielleicht sogar klarer, als wenn Sie etwas zu ihr gesagt hätten.

Die Idee, dass Verhalten Kommunikation ist, ist nicht neu. Wie das *Titanic*-Beispiel gezeigt hat, liefern nonverbale Formen oft den Subtext einer Interaktion. Als soziale Wesen verstehen wir solche Zeichen intuitiv und achten unterbewusst auf nonverbale Signale, z.B. kinetische (Körperbewegungen), taktile (Berührungen) und die Proxemik betreffende (Orientierung und Raumverhalten) (Bull, 2002). Zur Kinesik zählen nonverbale Verhaltensweisen wie Körperhaltung, Körperbewegungen, Gesten, Blickkontakt und Gesichtsausdruck (Shea, 1998). Bei der Proxemik geht es darum, wie die Distanz zwischen zwei Menschen deren Verhalten und Beziehung beeinflusst (Shea, 1998). In seiner Analyse verweist Shea (1998) auch auf „paralinguistische Elemente", Aspekte der Kommunikation, zu denen Prosodie, Tempo, Rhythmus, Umfang, Tonfall und Stimmlage gehören.

Schätzungen zufolge sind 60–65% unserer Kommunikation nonverbal (Burgoon, Guerrero & Floyd, 2009). In seinem 1971 erschienenen Buch *Silent Messages* thematisiert Albert Mehrabian die zentrale Bedeutung nonverbaler Kommunikation in Zusammenhang mit menschlichen Interaktionen und die unterschiedlichen Botschaften, die wir damit vermitteln. Ein Beispiel: Fühlen wir uns unwohl und wollen die Kommunikation beenden, wenden wir uns von unserem Gesprächspartner ab und unterbrechen den Blickkontakt (Mehrabian, 1971). In anderen Untersuchungen wurde überprüft, wie die Kombination nonverbaler Verhaltensweisen wirkt. In einer Untersuchung mit 150 Teilnehmern variierten Burgoon, Buller, Hale und de Turcke (1984) Blickkontakt, Nähe, Körperhaltung, Lächeln und Berührung. Sie stellten fest, dass „intensiver Blickkontakt, Nähe, ein vorgeneigter Körper und Lächeln vertrauensvoll, anziehend und zuversichtlich wirken, wohingegen wenig Blickkontakt, größerer Abstand, ein rückwärts geneigter Körper und weder Lächeln noch Berührung emotionale Distanz vermittelten" (Burgoon et al., 1984, S. 351).

Es folgt ein weiteres Beispiel für nonverbale Kommunikation und unsere erstaunliche Fähigkeit, diese zu interpretieren, zu übertragen und zu „spüren". Angenommen Sie besuchen eine Freundin, die ein zwei Monate altes Baby hat. Ihre Freundin fragt Sie, ob Sie wohl 20 Minuten auf ihr Baby achten können, während sie schnell ein paar Sachen einkauft. Sie selbst haben kein Baby und wissen nicht, was Sie mit dem Baby „tun" sollen. Aber Sie erklären sich bereit, auf die Kleine aufzupassen, während Ihre Freundin Besorgungen macht.

Nachdem Ihre Freundin das Haus verlassen hat, fühlen Sie sich unbehaglich und zweifeln an Ihrer Fähigkeit, sich mit dem Kind zu beschäftigen. Doch es schläft und so setzen Sie sich hin und warten auf die Rückkehr Ihrer Freundin. Plötzlich hören Sie ein Geräusch aus dem Kinderbettchen und merken, dass das

Baby aufwacht. Es gibt ein Geräusch von sich und Sie nähern sich dem Bett, um zu sehen, was die Kleine macht. Sie entdeckt Sie sofort und instinktiv lächeln Sie sie an und sie lächelt zurück. Sie lächeln wieder und sie schaut Sie ununterbrochen an und lächelt. Dann ahmen Sie das Geräusch nach, das sie gemacht hat und sie schaut Sie weiter an. Sie machen ein anderes Geräusch, woraufhin die Kleine Sie weiter anschaut und ein Geräusch von sich gibt. Sie lächeln wieder und zwischen ihnen entwickelt sich so etwas wie eine „Konversation", ohne dass Sie das Gefühl haben, mit dem Baby sprechen zu müssen. Doch dieser Austausch gibt beiden Seiten das Gefühl, dass sie aneinander interessiert sind, die Anwesenheit des anderen genießen und irgendeine Art von Kontakt zu dem anderen haben. Wie in dem Beispiel mit dem Kino werden bei der Kommunikation mit dem Baby eher „Gefühle" als Botschaften ausgetauscht. Sie haben ohne Worte auf einer tieferen Ebene kommuniziert als es Ihnen mit Worten möglich gewesen wäre.

Stellen Sie sich nun vor, Sie befinden sich mit einer Person, die Demenz in fortgeschrittenem Stadium hat, allein in einem Raum. Die Frau liegt mit offenen Augen im Bett und starrt in die Luft. Sie zupft mit rhythmischen Bewegungen immer wieder an der oberen Seite ihrer Decke und summt laut vor sich hin. Wie würden Sie sich in dieser Situation fühlen? Wären Sie neugierig und würden sich dem Bett nähern, wie bei dem Baby Ihrer Freundin? Würden Sie versuchen, die Aufmerksamkeit der Frau zu erlangen? Würden Sie Blickkontakt zu ihr aufnehmen? Ihre Hand berühren, die an der Decke zupft? Würden Sie auch anfangen zu summen? Unsere Erfahrung hat uns gelehrt, dass Sie vermutlich nichts von alldem tun würden.

Wie würde das, was die Frau tut, auf Sie wirken? Würde es Sie verlegen, unsicher, betroffen machen? Vermutlich. Was wäre, wenn Sie sich der Frau nähern und irgendwie versuchen müssten, mit ihr zu interagieren? Wie würden Sie das anstellen? Was denken Sie, würde passieren? Wie wird sie wohl reagieren? Wird sie nach Ihnen schlagen? Wird sie rufen? Wird sie Sie ignorieren? Wäre Ihnen die Situation peinlich? Würden Sie sich als Versager fühlen? Hätten Sie sich bei dem Beispiel mit dem Kino oder dem Baby auch nur *eine* dieser Fragen gestellt? Wahrscheinlich nicht. Warum haben wir solche Gefühle, wenn wir mit Menschen interagieren sollen, die Demenz haben und nicht verbal kommunizieren können? Es gibt viele Gründe, warum wir in solchen Situationen unsicher oder verlegen werden. Doch wenn es darum geht, diesen Menschen zu helfen, mit dem sozialen Leben wieder in Kontakt zu kommen, müssen wir unsere Bedenken hintanstellen und den Belangen der Betroffenen oberste Priorität einräumen.

Frau Rosenthal

Frau Rosenthal ist die Managerin des Sonnenberg-Pflegeheims und sie macht sich Gedanken um die Pflege von Frau Arndt. Frau Arndt scheint die Gesellschaft anderer Menschen zu genießen, doch das schrille Geräusch, das sie von sich gibt, stört die anderen Bewohner und deren Besucher, aber auch viele Mitarbeiter. Frau Arndt kann nicht laufen und ist somit darauf angewiesen, dass die Mitarbeiter ihr aus dem Bett helfen. Frau Rosenthal hat den Eindruck, dass einige Mitarbeiter trotz des Geräuschs, das Frau Arndt von sich gibt, weniger Probleme haben als andere, sie aus ihrem Zimmer zu bringen. Wenn Frau Arndts Tochter Emma zu Besuch kommt, ist sie immer traurig und enttäuscht, ihre Mutter allein in ihrem Zimmer vorzufinden und sie bittet Frau Rosenthal, dafür zu sorgen, dass wenigstens jemand bei ihrer Mutter bleibt und sich mit ihr beschäftigt, wenn sie schon nicht an den Gruppenaktivitäten teilnehmen kann. Frau Rosenthal sähe es gerne, wenn Frau Arndt an den sozialen Aktivitäten in der Einheit teilnehmen könnte, aber sie weiß nicht, wie sie das bewerkstelligen soll, ohne die anderen Bewohner oder ihre Familien zu verärgern.

Vielleicht arbeiten Sie schon seit vielen Jahren mit Menschen wie Frau Arndt, Frau Lehmann und Herrn Böhm und meinen zu wissen, wie „sie" sind. Sie sind überzeugt, dass es keinen Sinn hat, zu versuchen, sich mit Menschen in dieser Situation zu beschäftigen, weil sie ohnehin nicht wahrnehmen, was in ihrer Umgebung geschieht. Sie haben keinen blassen Schimmer, wie Sie es anstellen sollen, auch nur ansatzweise Kontakt zu einem Menschen mit Demenz aufzunehmen, der nicht sprechen kann. Sie werden in diesem Buch immer wieder mit Gründen konfrontiert, weshalb Menschen über Personen mit fortgeschrittener Demenz so denken. Aber Sie werden auch erfahren, wie Sie diese Einstellung so verändern können, dass sowohl Sie als auch die Menschen, die Sie betreuen, die Chance haben, auf sinnvolle Art miteinander zu interagieren. Das ist Adaptive Interaktion.

2.7 Zusammenfassung

Demenz beeinträchtigt die Kommunikation auf ganz unterschiedliche Art und Weise. Wie sie sich auswirkt, ist abhängig von dem Wechselspiel zwischen den geschädigten Hirnregionen und den Umweltfaktoren, insbesondere den sozialen. Mit dem Voranschreiten der Demenz nehmen die Schwierigkeiten der Betroffenen natürlich deutlich zu, doch es bleiben auch einige Funktionen erhalten. Wäre es möglich, diese verbliebenen Fähigkeiten auszubauen, ließen sich die Interaktionen zwischen Menschen mit Demenz und ihren Betreuungspersonen zu beiderseitiger Zufriedenheit verbessern. Dies bedeutet, jede Intervention, die darauf abzielt, die Kommunikation von Menschen mit Demenz zu fördern, muss diese relativ intakten Funktionen nutzen (Azuma & Bayles, 1997). Wie gezeigt wurde, sind sprachbasierte Aktivitäten geeignet, die Kommunikation von Menschen mit leichter bis mittelschwerer Demenz zu verbessern. Doch bei Menschen mit Demenz, die kaum oder gar nicht mehr sprechen können, müssen nonverbale Strategien eingesetzt werden, wenn die Interaktionen zwischen den Betroffenen und ihren Betreuungspersonen für beide Seiten sinnvoll sein sollen. Solche Strategien werden in den nächsten Kapiteln vorgestellt.

3 I Hear You Now – Kollaborative Kommunikation

In diesem Kapitel stellen wir Ihnen das Modell der kollaborativen Kommunikation vor, um Ihnen einen Einblick in die Rollen der Kommunikationspartner in dialogischen Interaktionen zu geben. Sie lernen zudem die Grundelemente der Kommunikation und deren Funktion in der Sprachentwicklung kennen. Des Weiteren führen wir den Begriff Personen mit zusätzlichem Kommunikationsbedarf ein. Beispiele hierfür sind Kleinkinder, die noch nicht sprechen können, Menschen mit einer schweren Form von Autismus und Menschen mit fortgeschrittener Demenz. All diese Fälle werden anhand von Beispielen veranschaulicht.

3.1 Menschliche Kommunikation

Wie in **Kapitel 1** erwähnt, sind allen voran die Menschen soziale Wesen, die, sobald sie das Licht der Welt erblicken, zu kommunizieren versuchen (Meltzoff & Moore, 1983; Valenza, Simion, Macchi-Cassia & Umiltá, 1996). Bei der Kommunikation mit anderen tauschen wir Informationen über einander aus, die für unser Überleben wichtig sind (MacDonald & Leary, 2005). Ein Neugeborenes schreit, wenn es Hunger hat und seine Eltern lernen schnell, auf diesen Hinweis zu reagieren und es mit Nahrung zu versorgen. Ohne diese elementare Form der Kommunikation hätte das Neugeborene kaum eine Überlebenschance.

3.1.1 Babys und ihre Kommunikation

Die Kommunikationsversuche von Babys sind zwar einfach, aber sie sind von Geburt an vorhanden und äußern sich oft in Form von nachahmendem Verhalten. Babys sind von Geburt an in der Lage, auf menschliche Gesichter zu reagieren (Valenza et al., 1996) und einfaches Mienenspiel, etwa das Herausstrecken der Zunge, nachzuahmen (Meltzoff & Moore, 1983). Dieses nachahmende Verhalten beweist, dass Menschen ein angeborenes Bedürfnis haben, mit anderen zu kommunizieren und zu interagieren. Die Eltern von Neugeborenen wiederholen und verstärken intuitiv den Gesichtsausdruck sowie die Geräusche und Bewegungen ihrer Babys. Diese Nachahmungen bilden die Basis elementarer Interaktionen und legen den Grundstein für die spätere Kommunikation. Solche Interaktionen zwischen Eltern und Babys entwickeln sich ganz selbstverständlich und sie laufen spontan und ungezwungen ab (Tomasello, 1992).

Herr Böhm und seine Wahrnehmung der Situation

Herr Böhm erwacht und öffnet die Augen. Er schaut sich um, weiß aber nicht, wo er ist. Er möchte aufstehen und mit Isa spazieren gehen, aber er kann sich einfach nicht bewegen. Er versucht zu rufen, aber nichts passiert. Er kann Geräusche hören, sie aber nicht zuordnen. Nach einer gewissen Zeit wird er müde und macht seine Augen wieder zu. Er vermisst Isa und das Durchstreifen der Wälder, aber er ist ständig müde.

Babys entwickeln ihre kommunikativen Fähigkeiten dadurch, dass sie sich mit ihren Eltern in einer Art „Ur-Dialog" verständigen, den sie kontinuierlich verbessern, wenn sie von ihren Eltern unterstützt und bestärkt werden (Papoušek, 1995). Es herrscht Einigkeit darüber, dass *alle* kognitiven Fähigkeiten, inklusive Sprache und Selbstbewusstsein [Selbstvertrauen], durch soziale Interaktionen mit erfahreneren Personen erlernt werden (Haden, 1998). Eltern fördern die Sprachentwicklung und das Selbstbewusstsein [Selbstvertrauen] ihrer Babys, wenn sie während der Interaktion mit ihnen so tun, als würden deren Kommunikationsversuche einen Sinn ergeben, was unter der Bezeichnung „scaffolding" bekannt ist (Newson, 1978). Bestimmt haben auch Sie schon einmal eine ähnlich Pseudo-Interaktion mit einem Baby geführt, ohne dass Ihnen deren Bedeutung bewusst war. Ein Beispiel: Das Baby „brabbelt" und Sie antworten: „Oh, du erzählst mir eine Geschichte?" Das Baby brabbelt weiter und Sie sagen: „Wirklich? Und was ist *dann* passiert?" Dank solcher Interaktionen können Babys mit ihren Eltern auf eine sehr einfache, aber für beide Seiten sinnvolle Art kommunizieren (Vygotsky, 1978). Die Babys lernen dabei, dass sie andere beeinflussen können und erfolgreiche Kommunikatoren sind.

Die menschliche Kommunikation hat zahlreiche Funktionen, die für das menschliche Überleben von großer Bedeutung sind. Mit Blick auf die Evolution bedeutet dies: Soziale Tiere, die in ihre Familiengruppe gut integriert waren und stabile Beziehungen zu anderen Tieren unterhielten, hatten größere Überlebenschancen als solche, die sich absonderten. Kurzum, „für sozial nicht integrierte Tiere bedeutete dies das Todesurteil" (MacDonald & Leary, 2005, S. 203). Auch wenn soziale Ausgrenzung heutzutage nicht unmittelbar lebensbedrohlich ist, hat sie ausgesprochen negative Auswirkungen auf das Leben von Menschen. Diese Auswirkungen werden als *so* schwerwiegend eingeschätzt, dass sie mit körperlichem Schmerz verglichen werden und es wird sogar vermutet, dass sie von demselben physiologischen System gesteuert werden (MacDonald & Leary, 2005).

Denkpause: Soziale Medien und ihre Fallstricke

Im Juli 2017 waren weltweit 1,94 Milliarden Nutzer im Monat auf Facebook aktiv (Zephoria Digital Marketing, 2017). Facebook ist außerordentlich populär und aus unserem Vokabular und unserem Alltag nicht mehr wegzudenken. Facebook bietet uns die Möglichkeit, mit Menschen, die wir kennen, in Kontakt zu bleiben und neue Kontakte zu knüpfen. Dank dieser Plattform können wir Kontakt zu Familienmitgliedern halten, die auf der anderen Seite der Welt leben, wir können Kontakt zu alten Schulfreunden aufnehmen und manchmal auch einen neuen Partner finden. Doch Facebook hat auch eine sehr negative Seite. Die Plattform ist ein Paradies für Menschen, die andere gern drangsalieren und man weiß von Erwachsenen, Teenagern und Kindern, die schon Opfer dieses grausamen Verhaltens wurden. Nicht ganz so schwerwiegend, aber emotional durchaus bedeutsam ist, dass Facebook dazu beitragen kann, dass wir uns ausgegrenzt fühlen. Dazu folgendes Beispiel:

Sie loggen sich am Montagmorgen bei Facebook ein und finden ein Album mit Fotos von einer Geburtstagsparty, die am Wochenende stattgefunden hat. Auf den Fotos sind einige Ihrer Freunde zu sehen, die sich amüsieren und einen Geburtstag feiern, zu dem *Sie* jedoch nicht eingeladen waren. Sie lesen die Kommentare Ihrer Freunde, die den fantastischen Abend loben und ihrer Freude Ausdruck geben, dabei gewesen zu sein.

Welche Gefühle löst dies bei Ihnen aus? Ist das Lesen der Kommentare für Sie wie ein Schlag in die Magengrube? Sie haben vermutlich jede Menge Fragen an

Ihre Freunde, warum Sie nicht eingeladen waren. Sie überlegen, warum Sie ausgeschlossen wurden. „Habe ich jemanden verärgert?", „Hat jemand etwas gegen mich?", „Wollen sie nichts mehr mit mir zu tun haben?"

Ganz gleich was Sie sich in diesem Moment *sagen*, Sie *fühlen* sich wahrscheinlich ausgegrenzt. Jetzt wissen Sie, wie soziale Ausgrenzung sich für Menschen mit Demenz, die nicht sprechen können, anfühlt. Die Welt um Sie herum dreht sich weiter, aber Sie spielen darin keine Rolle. Das tut weh und Sie haben absolut keine Chance, etwas daran zu ändern.

3.1.2 Personsein und Intersubjektivität

Personsein ist die Erfahrung, eine Person zu sein. Dazu bedarf es der Mitwirkung einer oder mehrerer anderer Personen, die Sie als Mitmensch behandeln, indem sie mit Ihnen interagieren. Babys werden durch die Interaktion mit ihren Eltern zur Person (Vygotsky, 1978). Die Zuschreibung „Personsein" bedeutet für einen Menschen die Anerkennung seines Status als „Person" in jedem beliebigen Kontext des Wortes. Personsein wird im Rahmen von Beziehungen, die effiziente und stärkende Kommunikation fördern, sozial konstruiert, gemeinsam erschaffen und aufrechterhalten (Kitwood & Bredin, 1992).

Frau Winkler und ihre Wahrnehmung der Situation

Herr und Frau Winkler versuchen jedes Mal, wenn sie bei Herrn Böhm sind, mit ihm zu sprechen, obwohl er nicht reagiert. Sie bemühen sich, ihn in das Gespräch einzubeziehen, aber er zeigt keinerlei Reaktionen, macht weder Geräusche noch nimmt er Blickkontakt auf, und die Winklers fragen sich mittlerweile, ob er sie überhaupt hören kann. Sie dachten, er würde auf Isa reagieren, aber er kann sich nicht mehr bewegen und seine Hand ausstrecken, um sie zu streicheln. Es ist schwierig für sie, ihn weiterhin zu besuchen, aber sie denken an die Zeit, als Herr Böhm noch ihr Nachbar war und hoffen, dass es ihnen gelingt, Kontakt zu ihm aufzunehmen oder dass er zumindest ihre Anwesenheit wahrnimmt.

Personsein ist eng mit dem Konzept der „Intersubjektivität" verbunden, das sich auf die allen Menschen angeborene Fähigkeit bezieht, einander zu verstehen und zu achten (Rommetveit, 1974). Laut Rommetveit (1974) ist selbst der einfachste kommunikative Akt abhängig davon, dass die Teilnehmer „sich auf eine gemeinsame soziale Welt beziehen" (S. 29). Dies bedeutet, Intersubjektivität entsteht ganz automatisch und ohne unser Zutun. Nach Trevarthen (2004) geschieht dies nur unter der Voraussetzung, dass alle menschlichen Aktionen als kommunikativ betrachtet werden.

Diese Erläuterung hilft uns, besser zu verstehen, wie Kommunikation sich entwickelt und wie Babys und Eltern beginnen, miteinander zu interagieren. Um zu zeigen, dass Kommunikation ein kollaborativer Akt und ein unverzichtbarer Bestandteil des menschlichen Lebens ist, brauchen wir einen Bezugsrahmen, der diese Konzepte in sich vereint und ihre gegenseitige Abhängigkeit berücksichtigt. Es gibt viele interpersonelle Kommunikationsmodelle, aber auf alle einzugehen, würde den Rahmen dieses Buches sprengen. Wir werden jedoch kurz den Unterschied zwischen monologischen und dialogischen interpersonellen Kommunikationsmodellen betrachten, um die Rollen der Interaktionspartner zu beleuchten.

3.2 Verschiedene Kommunikationsmodelle

3.2.1 Monologische interpersonelle Kommunikationsmodelle

Monologische Kommunikationsmodelle beziehen sich auf Interaktionen, in denen die Kommunikatoren sich mehr für sich selbst als für die Beziehung zu ihrem Kommunikationspartner interessieren (Buber, 1958). Die eine Person spricht und die andere hört zu, ohne dass sich eine echte Interaktion zwischen ihnen entwickelt. Es handelt sich um eine Einwegkommunikation und der Sprecher hat wenig bis gar kein Interesse an der anderen Person. Er hört ihr nur widerwillig zu, denn sein Ziel ist es, seine Botschaft zu übermitteln und nicht, sich auf einen Dialog einzulassen. Manchmal kritisiert er die andere Person sogar oder macht negative Bemerkungen über sie.

Doch der Austausch zwischen Menschen ist eine „gemeinschaftliche Aufgabe" von Partnern mit einem gemeinsamen kommunikativen Ziel. Das heißt, die Bedeutungen der in dem Gespräch ausgetauschten Botschaften sind abhängig von der sozialen Situation, in der sie ausgetauscht werden. Somit haben die Beiträge des Kommunikators und des Hörers nicht die gleiche Bedeutung (Krauss, 2005). Diese Art der Kommunikation findet statt in Pflege-Settings, wo die Betreuungsperson Anweisungen oder Informationen gibt, aber keine Antwort von der Person erwartet, mit der sie spricht.

3.2.2 Dialogische Kommunikationsmodelle

Wie bei den monologischen Modellen ist auch bei den dialogischen die Sprache das Kommunikationsmittel der Wahl, aber es gibt deutliche Unterschiede im Hinblick auf die Ziele der Kommunikation. Bei dialogischen Modellen ist das Ziel der Interaktion nicht nur der Austausch von Informationen, wie in den monologischen Modellen, sondern auch das Herstellen von „Intersubjektivität" oder gegenseitigem Verstehen. In dialogischen Interaktionsmodellen übernehmen die Gesprächsteilnehmer abwechselnd die Rolle des Zuhörers und die des Sprechers und beide Kommunikationspartner respektieren die andere Person und versuchen, deren Sicht der Dinge zu verstehen. Interesse und Respekt gelten sowohl der anderen Person als auch der Beziehung. Die Kommunikatoren vermeiden negative Kritik und negative persönliche Einschätzungen und sind gewillt, einander zuzuhören. Zuhörer und Sprecher können nach Belieben ihren Standpunkt durch nonverbale Signale unterstreichen.

3.2.3 Das kollaborative Modell

Ein Beispiel für ein dialogisches Modell ist die kollaborative Theorie von Clark und Brennan (1991). Nach Clark und Brennan ist Kommunikation sehr viel mehr als der Austausch mündlicher Botschaften zwischen Gesprächspartnern. Sie verstehen Kommunikation als den gemeinsamen Versuch zweier Partner, einander zu verstehen (**Abb. 3-1**). Das heißt, tritt ein Missverständnis im Gespräch auf, versuchen beide Partner es aufzuklären.

Dabei bemühen sich beide Partner, „ihren Aufwand möglichst gering zu halten" (Clark & Wilkes-Gibbs, 1986). Das bedeutet, einer der Partner übernimmt es, diesen Aufwand zu minimieren (Clark & Brennan, 1991). Diese Vorgehensweise bildet die Basis für gestützte Interaktionen mit Menschen, die zusätzliche Kommunikationsbedürfnisse haben. Doch bevor es so weit ist, muss der Kommunikator ohne zusätzliche Bedürfnisse sicherstellen, dass er sämtliche Verhaltensweisen der anderen Person als Versuche versteht, mit ihm zu kommunizieren.

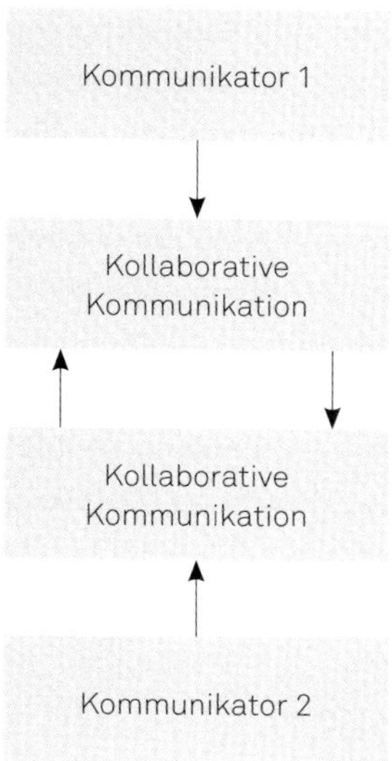

Abbildung 3-1: Das kollaborative Modell von Clark und Brennan (1991)

Wir haben an früherer Stelle als Beispiel für kollaborative Kommunikation die Interaktionen zwischen Eltern und Babys erwähnt. Dieses Beispiel lässt sich relativ gut nachvollziehen, da wohl jeder so etwas schon einmal selbst getan oder beobachtet hat. Doch nun wollen wir Sie mit einer etwas ungewöhnlichen Situation konfrontieren, die Ihnen wahrscheinlich völlig fremd ist und in der Sie auch zu einer Person mit zusätzlichen Kommunikationsbedürfnissen werden.

Sie besuchen eine weiterführende Schule, sagen wir eine ganz normale Gesamtschule. In der Schule gibt es auch eine Klasse mit etwa einem Dutzend gehörloser Schüler. Beim Sportunterricht sind die gehörlosen Schüler mit denen, die hören können, zusammen, aber der Unterricht läuft nicht reibungslos ab, weil die eine Gruppe die Sprache der anderen nicht verstehen kann. Ihr Lehrer schlägt vor, dass die gehörlosen Schüler und die, die hören können, jeden Montag in Zweiergruppen von zwei Lehrern unterrichtet werden sollen, wobei der eine Lehrer in Gebärdensprache und der andere in normaler Sprache kommuniziert. Ihr Lehrer glaubt, dass die Schüler einander so besser kennenlernen und verstehen können. Sie bilden eine Zweiergruppe mit Isabella, einer gehörlosen Schülerin, die nicht über Sprache kommuniziert, doch Zeichensprache sehr gut beherrscht. Sie fragen sich, wie um Himmels willen Sie, die die Zeichensprache nicht beherrschen, mit Isabella interagieren sollen. Ihre Lehrer stellen Ihnen eine Aufgabe, die Sie gemeinsam lösen sollen: Sie sollen ein Auto entwerfen, dass Sie beide fahren können und das bestimmte Eigenschaften hat, die Ihnen beiden nützen. Dies ist eine schwierige Aufgabe für Sie und Isabella, denn wie sollen Sie bloß miteinander „sprechen"? Die Antwort lautet: Sie müssen versuchen, zu kollaborieren, eine gemeinsame Basis zu finden – eine Sprache, die Sie beide verstehen. Was Isabella und Sie angeht, ist es nahe liegend, schriftlich zu kommunizieren. Sie schreiben Ihre Ideen auf einen Zettel und geben ihn Isabella, die es genauso macht. Sie benutzen sogar manchmal Ihre „eigene" Zeichensprache, z.B. Mimik und Körperbewegungen, um Zustimmung (Daumen nach oben), Ablehnung (den Kopf schütteln) oder Zweifel (Schulterzucken) zu signalisieren. Sie und Ihre Partnerin schreiben abwechselnd mit einem Stift Ihre Ideen und Fragen an die andere Person auf. Sie versuchen gemeinsam, den Aufwand möglichst gering zu halten.

3.3 Menschen mit zusätzlichen Kommunikationsbedürfnissen

An früherer Stelle in diesem Kapitel haben wir erläutert, wie gesunde Babys mit der sozialen Welt in Kontakt treten. Man kann Babys insofern als Menschen mit zusätzlichen Kommunikationsbedürfnissen betrachten, da sie versuchen, in einer Umgebung zu kommunizieren, in der die Sprache dominiert – eine Form der Kommunikation, die zu verstehen und anzuwenden sie erst noch lernen müssen. Doch in dem Maße wie der gestützte „Ur-Dialog" zwischen Babys und Eltern zunimmt, wächst auch ihre Fähigkeit, Sprache zu verstehen und anzuwenden. Gesunde Babys haben über eine relative kurze Phase in ihrem Leben zusätzliche Kommunikationsbedürfnisse und werden schnell als soziale Agenten akzeptiert (**Abb. 3-2**).

Menschen mit einer schweren Form von Autismus haben meistens von Geburt an erhebliche Kommunikationsprobleme. Dies hat zur Folge, dass sich die kommunikativen Fähigkeiten von Babys und Kindern mit Autismus-Spektrum-Störung (ASS) in der Regel „nicht erwartungsgemäß" entwickeln und die Betroffenen oft nie die Fähigkeit erlangen, sich verbal auszudrücken. Für diese Menschen ist es nicht leicht, im sozialen Leben zurechtzukommen, weil die förderliche Kommunikation, die sich zwischen gesunden Babys oder Kindern und ihren Eltern entwickelt, in der für diese Störung typischen Art und Weise beeinträchtigt ist. Dies liegt zum einen an den kognitiven Schwierigkeiten der Betroffenen und zum anderen daran, dass deren Eltern mit ihnen nicht so kommunizieren können, dass es für sie bedeutsam ist. Menschen mit einer

Kommunikative Fähigkeiten
Gesunde Babys
Schwere Form von Autismus
Fortgeschrittene Demenz
Gegenseitige Kommunikationsversuche nehmen zu
Gegenseitige Kommunikationsversuche sind geringer als bei Gesunden
Gegenseitige Kommunikationsversuche nehmen im Laufe der Zeit ab
Kollaborative Kommunikation entwickelt sich „erwartungsgemäß"
Kollaborative Kommunikation ist beeinträchtigt
Kollaborative Kommunikation nimmt ab
Das Baby wird als „typischer" sozialer Agent akzeptiert
Der Betroffene wird als „atypischer" sozialer Agent akzeptiert
Der Betroffene wird in zunehmendem Maße vom sozialen Leben ausgeschlossen
Kommunikative Fähigkeiten entwickeln sich „erwartungsgemäß"
Kommunikative Fähigkeiten entwickeln sich „nicht erwartungsgemäß"
Kommunikative Fähigkeiten werden kaum genutzt und verschwinden im Laufe der Zeit

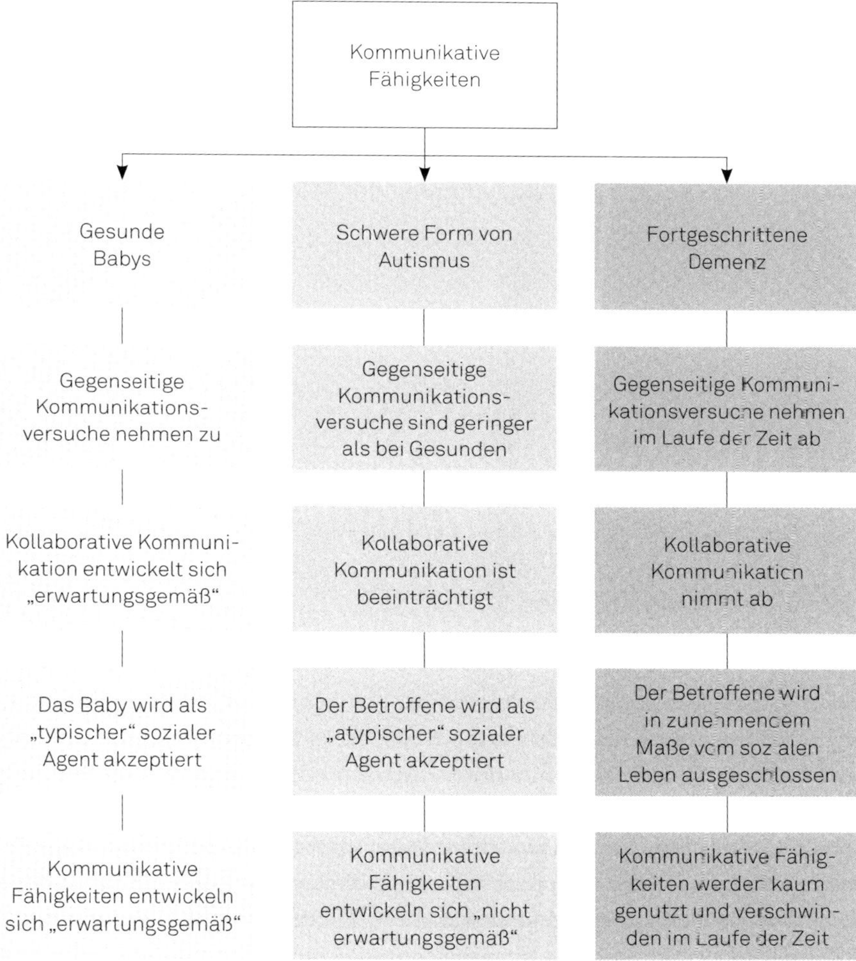

Abbildung 3-2: Die Entwicklung der kommunikativen Fähigkeiten bei Kommunikatoren mit zusätzlichen Bedürfnissen

schweren ASS werden daher als „atypische" soziale Agenten wahrgenommen (Abb. 3-2). Lange Zeit wurde sogar angenommen, dass Menschen mit einer schweren ASS überhaupt kein Bedürfnis haben, mit anderen zu kommunizieren (Hobson, 1993). Doch wie die Arbeit von Nadel und anderen gezeigt hat, können diese Menschen nicht nur an sozialen Situationen teilnehmen, sondern sie sind auch in der Lage, andere als Individuen wahrzunehmen und sie verfügen nachweislich über das Bedürfnis, zu interagieren und zu kommunizieren. Der Beweis für Letzteres wurde mithilfe der „still face"-Methode erbracht. Bei dieser umstrittenen Methode bricht der Interaktionspartner die soziale Situation mittendrin ab, um zu sehen, wie die andere Person sich verhält (Nadel et al., 2000).

Frau Lehmann und ihre Wahrnehmung der Situation

Frau Lehmann leidet fast immer unter Schmerzen. Plötzlich, wie aus dem Nichts, sind Leute da und bewegen sie hin und her. Ohne dass sie diese sieht, sind sie plötzlich da und beugen sich über sie. Warum sind es so viele? Sie möchte den Leuten am liebsten sagen, sie sollen sie in Ruhe lassen, wenn sie so mit ihr umgehen. Sie heben sie hoch, sodass ihre Arme und Beine herunterhängen und sich verdrehen und das tut weh. Alles tut weh, der ganze Körper, und sie hat panische Angst vor Berührungen. Sie kann ihnen nicht sagen, dass sie wegbleiben sollen und deshalb versucht sie, alle, die in ihre Nähe kommen, auf andere Art zu warnen. Sie starrt sie an und bewegt ihren Mund, um zu sprechen, aber es kommt nichts heraus. Wenn das nicht funktioniert, versucht sie, sie mit ihren Armen und Beinen abzuwehren.

Menschen, deren kommunikative Fähigkeiten bedingt durch Demenz geschädigt sind, machen andere Erfahrungen als Babys und Kinder mit ASS, wenngleich alle als Kommunikatoren mit zusätzlichen Bedürfnissen angesehen werden können. Was sie von Babys und Kindern mit ASS unterscheidet, ist die Tatsache, dass diese versuchen, Kontakt zur sozialen Welt aufzunehmen, wohingegen Menschen mit Demenz versuchen, die Kontrolle über sie zu behalten. Für diese Gruppe von Kommunikatoren mit zusätzlichen Bedürfnissen ist die Rolle des Kommunikationspartners von entscheidender Bedeutung für ihre Entwicklung oder Funktionsfähigkeit. Dies bedeutet, die Kommunikation scheitert, wenn der Partner, der über das ganze Spektrum an kommunikativen Fähigkeiten verfügt, die Interaktion nicht unterstützt, indem er es übernimmt, den „Aufwand möglichst gering zu halten" (Clark & Wilkes-Gibbs, 1986). Es ist die Aufgabe des Interaktionspartners, „mithilfe (seiner) Kreativität einen neuen Kommunikationskanal zu finden" (Kitwood, 1997, S. 3).

Es gibt noch mehr Unterschiede, was die Kommunikation von Menschen mit Demenz und die von Babys und Kindern mit ASS anbelangt. Bei Menschen mit Demenz verändern sich die Fähigkeiten und Bedürfnisse kontinuierlich mit dem Voranschreiten ihrer Krankheit (Abb. 3-2). Und im Gegensatz zu den beiden anderen Gruppen haben die meisten Menschen mit

Demenz früher problemlos kommuniziert und im sozialen Leben bestens funktioniert.

Herr Nowak und seine Wahrnehmung der Situation

Herrn Nowak bereitet allein die Vorstellung, mit Frau Lehmann zu kommunizieren, Probleme. Sie gilt als „schwierig“ im Umgang und er hat von seinen Kollegen gehört, dass sie von ihr geschlagen wurden. Sie schaut andere oft „böse“ an und verzieht ihr Gesicht, wenn sie mit ihr sprechen. Wie soll er es bloß anstellen, mit einer Person zu interagieren, die dies gar nicht will? Er versucht sich vorzustellen, was sie empfindet und fragt sich, ob sie auch verstehen kann, wie er sich fühlt. Er glaubt, dass sie nicht kommunizieren will, aber warum? Frau Lehmann denkt, Herr Nowak kommt, um ihr Schmerzen zuzufügen, aber warum? Wie gelingt es ihnen, herauszufinden, was der andere empfindet?

Die Verbesserung der Kommunikation zwischen Menschen mit Demenz und ihren Betreuungspersonen könnte sowohl die Arbeitszufriedenheit der Mitarbeiter als auch die Lebensqualität der Menschen mit Demenz steigern (Woods, 1999). Werden die verbliebenen kommunikativen Verhaltensweisen der Menschen mit Demenz genutzt und mit unterstützenden Interaktionen vonseiten der Betreuungspersonen kombiniert, entstehen speziell auf Demenz zugeschnittene Interventionen. Kollaborative Kommunikation ist somit die geeignete Methode, das Leben der Menschen mit Demenz und das ihrer Betreuungspersonen zu verbessern.

3.4 Intensive Interaktion

Die Tatsache, dass sprachbasierte Interaktionen für Menschen mit fortgeschrittener Demenz irgendwann nicht mehr möglich sind, bedeutet jedoch nicht, dass die Betroffenen nicht mehr das Bedürfnis oder die Fähigkeit haben, zu kommunizieren (Astell & Ellis, 2006; Ellis & Astell, 2004, 2008). Intensive Interaktion (II) wurde in den 1980er Jahren entwickelt, um die Kommunikation zwischen Menschen mit gravierenden Lernstörungen und ihren Betreuungspersonen zu erleichtern. Bei der II geht es in erster Linie darum, sich regelmäßig nonverbal und ohne Einsatz der Stimme auszutauschen und auf sprachliche Äußerungen weitgehend zu verzichten. Maßgebend ist allein die Qualität der Interaktion; der Inhalt, die Durchführung der Aufgabe oder das Erreichen bestimmter Ziele sind nebensächlich (Nind, 1996). Das Besondere an der II ist, dass sämtliche Verhaltensweisen des nonverbalen Partners als Kommunikationsversuche verstanden werden.

Die Prinzipien der II basieren auf den elementaren Bausteinen, die die Kommunikation zwischen Babys und ihren Eltern vorantreiben. Neugeborene versuchen sofort, mit anderen zu kommunizieren, indem sie beispielsweise deren Gesichtsausdruck und Körperbewegungen nachahmen (Meltzoff & Moore, 1983). Später ahmen Babys und ihre Eltern ganz automatisch den Gesichtsausdruck und die Körperbewegungen ihres Gegenübers nach, eine Art der Interaktion, die das Vorstadium der sprachlichen Entwicklung darstellt. Die wechselseitige Nachahmung des Verhaltens ist somit das Kernstück der II. Auch wenn die Struktur und der linguistische Gehalt dieses Ur-Austausches nonverbal sind, kann man nicht behaupten, dass er keine Bedeutung oder Emotionen beinhaltet (Papoušek, 1995). Abgesehen davon bedeutet die Anwendung der Prinzipien dieser Ur-Kommunikation nicht, dass Menschen mit Lernstörungen oder anderen gravierenden Beeinträchtigungen in ihren kommunikativen Fähigkeiten wie Kinder betrachtet oder behandelt werden dürfen (Nind, 1999).

Wenn die II bei Menschen mit gravierenden Lernstörungen angewendet wird, muss deren jeweiliges Kommunikationsrepertoire ermittelt und genutzt werden (Caldwell, 2005). Nind (1999) empfiehlt den Kommunikationspartnern, sich Zeit zu nehmen und die Person, mit der sie arbeiten, und deren Verhaltensweisen kennenzulernen. Für diese erste „Kontaktaufnahme“ benutzt der Kommunikationspartner eine Reihe von spontanen interaktiven „Spielen“, die von den Verhaltensweisen der Person mit Kommunikationsproblemen abgeleitet sind. Ein Beispiel: Der Kommunikationspartner wiederholt ein Geräusch oder eine Verhaltensweise der Person, z.B. auf den Tisch schlagen, entweder auf die gleiche Art und Weise oder mit verändertem Rhythmus. Der Experte oder die Betreuungsperson reagiert nach Belieben auf die Verhaltensweisen des Partners, um ihre Interaktionen kontinuierlich zu erweitern und ihren Partner zu animieren, eine aktivere Rolle in der Kommunikation zu übernehmen.

Für einige Praktiker ist das Hauptziel der II die Vermittlung der „vorsprachlichen Grundelemente“ der Kommunikation, wie z.B. Rollentausch, aufmerksames Zuhören und Blickkontakt (z.B. Hewett, 1996; Nind, 1999). Sie bezeichnen Experten oder Betreuungspersonen als „Lehrer“ und die Partner mit der beeinträchtigten Kommunikation als „Lernende". Der Lehrer versucht, die Grundelemente der Kommunikation zu vermitteln, indem er seine interpersonellen Verhaltensweisen regelmäßig verändert, um sie für seinen Partner mit zusätzlichen Kommunikationsbedürfnissen möglichst interessant und anschaulich zu machen.

Im Gegensatz dazu sieht Caldwell (2005) die Betreuungspersonen oder Experten als Lernende, die versuchen, „die Sprache ihres Partners zu lernen". In dem Ansatz von Caldwell ist Nachahmung die Ausgangsbasis der II: „Eine Möglichkeit, Aufmerksamkeit zu erlangen, eine Tür zur inneren Welt unserer Partner" (Caldwell, 2008, S. 176). Diesem Ansatz ist es zu verdanken, dass Menschen, die in puncto soziales Leben meistens als Außenstehende wahrgenommen werden, eine Chance haben, sich auszudrücken (Caldwell & Horwood, 2007). Wenn man Personen mit gravierenden Kommunikationsproblemen auf eine ihnen vertraute Weise antwortet, d.h. sie zuerst nachahmt und daraus dann eine gemeinsame „Sprache" mit ihnen entwickelt, gelingt es, zu Menschen, die nicht sprechen können, eine enge Beziehung aufzubauen und aufrechtzuerhalten (Caldwell, 2005).

Frau Arndt und ihre Wahrnehmung der Situation

Frau Arndt ist sehr wohl in der Lage zu kommunizieren, auch wenn die meisten anderer Meinung sind. Sie möchte gerne kuscheln und lachen und singen, aber niemand bleibt stehen und setzt sich zu ihr. Es gibt viele Hintergrundgeräusche, die immer lauter werden. Frau Arndt versucht, sie durch Singen zu übertönen und ist schon bald wieder allein. Wenn sie versucht, im Speisezimmer ein Lied zu singen, wird sie wieder weggebracht. Wenn sie im Tagesraum aus Langeweile zu ihrem Vergnügen ein Lied anstimmt, wird sie in ihr Zimmer gebracht und ins Bett gesteckt. Singen ist alles, was sie noch hat, doch niemand will mit ihr singen.

Studien zur Anwendung der II nutzen in der Regel Videoaufzeichnungen, um die Entwicklung der kommunikativen Reaktionen zu evaluieren (z.B. Kellett, 2000, 2003; Nind, 1996). Nind (1996) beispielsweise hat verschiedene elementare kommunikative Verhaltensweisen untersucht, wie Lächeln, Blickkontakt und das Gesicht des Kommunikationspartners betrachten. Caldwell setzt Videoaufzeichnungen ein, um die „Sprache" des Partners zu lernen und um Betreuungspersonen zu vermitteln, wie sie diese Sprache in ihren Interaktionen nutzen können (Caldwell, 2005). Es konnte gezeigt werden, dass II das Kommunikationsverhalten von Menschen mit gravierenden Lernstörungen verbessert (Samuel & Maggs, 1998) und ihre Lebensqualität steigert (Rayner et al., 2014). Die Verbesserung der Lebensqualität äußert sich darin, dass die Betroffenen sich nicht mehr durch Beißen oder Kopf anschlagen selbst stimulieren, sondern an gemeinschaftlichen Aktivitäten teilnehmen (Caldwell & Horwood, 2007; Coia & Jardine Handley, 2008). Der aktuelle Inhalt der Interaktion ist belanglos, da die II nicht auf die Vermittlung oder den Austausch von Informationen abzielt. Bei der II geht es vielmehr darum, Menschen mit gravierenden Lernstörungen den Kontakt zu einem anderen Menschen zu ermöglichen. Nach unserer Überzeugung waren die Prinzipien dieses Ansatzes auch geeignet für Menschen mit fortgeschrittener Demenz, die meistens von sozialen Interaktionen ausgeschlossen sind.

3.4.1
II und ihre Anwendung bei Menschen mit Demenz

Wir haben die Prinzipien der II zuerst bei Frau Fischer angewendet. Sie leidet seit mehreren Jahren an Demenz, kann aber immer noch ein wenig sprechen. Frau Fischer wanderte ständig im Pflegeheim umher, sprach mit sich selbst und mit allen, die gewillt waren, ihr zuzuhören und machte meistens einen verwirrten Eindruck. Die Mitarbeiter sagten uns, dass Frau Fischer sich ihrer Erfahrung nach nicht hinsetzen und auf eine Interaktion einlassen würde. Um Frau Fischer besser kennenzulernen, begleitete Maggie (erste Autorin) sie auf ihren Spaziergängen durch das Pflegeheim. Doch entgegen den Befürchtungen der Mitarbeiter war Frau Fischer gerne bereit, sich für die Dauer einer halben Stunde mit Maggie hinzusetzen und mit ihr zu interagieren. Sie kommunizierte Maggie ihren Wunsch, mit ihr zu interagieren, über Sprache, längeren Blickkontakt und ihr Mienenspiel – all dies signalisierte Interesse (Ellis & Astell, 2004). Wie von Kitwood (1997) beschrieben, benutzte sie die anspruchsvollsten Kommunikationsmittel, über die sie verfügte. Obwohl Frau Fischers Sprache wirr und für ihre Kommunikationspartnerin schwer verständlich war, war sie bei der Interaktion ihr bevorzugtes Kommunikationsmittel. Doch ihre individuelle Sprache war eine *Kombination* aus Worten, Geräuschen, Mienenspiel und Blickkontakt. Um mit Frau Fischer zu interagieren, musste Maggie diese Sprache lernen und sie so gut sie konnte einsetzen. Zuletzt wiederholte sie Frau Fischers Worte und kommunikative Verhaltensweisen auf eine Art und Weise, die Frau Fischer verstehen konnte.

Bestärkt durch diesen Anfangserfolg führten wir eine Fallstudie durch, in der wir auf eine systematischere Anwendung der Prinzipien der II achteten. Unsere Teilnehmerin Frau Pfeiffer hatte Demenz und konnte nicht mehr sprechen. Zunächst ging es darum, das gesamte nonverbale Kommunikationsrepertoire von Frau Pfeiffer zu erfassen. Zu diesem Zweck mussten wir Zeit im Pflegeheim verbringen, um herauszufinden: (1) Wie sieht die Kommunikation zwischen den Betreuungspersonen und Frau Pfeiffer aus? (2) Wie viele Gelegenheiten für Kommunikation gibt es im Tagesverlauf? (3) Wie sieht das Repertoire der kommunikativen Fähigkeiten von Frau Pfeiffer aus? Der beobachtungsbezogene Teil der Studie stimmte mit den Befunden der Beobachtung von Bowie und Mountain (1993) überein, die in einer stationären Einheit für Menschen mit Demenz durchgeführt wurde. Die Menschen in dieser Einheit waren zwei Drittel der Zeit weder mit sozialen noch sonstigen Aktivitäten beschäftigt. Frau Pfeiffer war die meiste Zeit allein in ihrem Zimmer; die Betreuungspersonen kamen für kurze Zeit herein, jedoch nur, um bestimmte pflegerische Aufgaben durchzuführen. Die Kommunikation während dieser Zeit war kurz, unpersönlich und bestand überwiegend aus Fragen wie „Haben Sie schon gesehen, wie das Wetter heute ist?“ oder „Haben Sie Ihr Frühstück gegessen?“, auf die Frau Pfeiffer nicht verbal reagieren konnte.

Auf der Basis dieser Befunde entwickelten wir eine Grund- oder „Standardinteraktion“, wie wir sie nannten, die Fragen im Stil der oben aufgeführten enthielt. Maggie arbeitete mit Frau Pfeiffer zehn Minuten die Fragen durch und ließ ihr nach jeder Frage 20 Sekunden Zeit für eine nonverbale Antwort. Anschließend arbeitete Maggie mit Frau Pfeiffer noch einmal zehn Minuten nach den Prinzipien der II, um die Sprache von Frau Pfeiffer zu lernen und sich mit ihr verständigen zu können. Danach zeigte sich, dass Frau Pfeiffer über ein umfangreiches Kommunikationsrepertoire verfügte: Geräusche, Bewegungen, gezielter Blickkontakt, Berührungen und Mienenspiel (Ellis & Astell, 2008). Sie war ganz versessen darauf, mit Maggie zu interagieren und schien hoch erfreut über die Gelegenheit, zu einem anderen Menschen auf sinnvolle Art Kontakt aufzunehmen. Dies zeigte sich darin, dass sie mehrmals lachte und während der II-Sitzung ihre Hand ausstreckte, um Maggie zu berühren und ihren Kopf an Maggies zu reiben. Diese Verhaltensweisen hatte sie während der Standardinteraktion nicht gezeigt.

Diese beiden Fallstudien überzeugten uns, dass dieser Ansatz geeignet war, das Leben von Menschen mit Demenz, die nicht mehr sprechen können, ihren Familienangehörigen und professionellen Betreuungspersonen zu verbessern, weil er ihnen eine von Sprache unabhängige Kommunikationsmöglichkeit zur

Verfügung stellte. Doch uns war auch klar, dass wir uns damit an tief sitzende Vorurteile über Menschen mit Demenz, die nicht sprechen können, rühren würden, nämlich dass diese Menschen weder kommunizieren können noch wollen (Duffy, 1999; Kitwood, 1997). Deshalb wollten wir auch die Kommunikationsumgebung in unsere Untersuchung einbeziehen, denn die Arbeit mit Frau Fischer und Frau Pfeiffer hatte uns gezeigt, dass die Wahrnehmungen und Einstellungen der Betreuungspersonen, ihrer wichtigsten Kommunikationspartner, bei der Interaktion von ausschlaggebender Bedeutung sind. Wenn die Betreuungspersonen der Auffassung wären, dass jemand kaum oder gar nicht mehr kommunizieren kann, dann würden sie viele Gelegenheiten für Interaktionen nicht nutzen. Aus diesem Grunde wollten wir unbedingt herausfinden, ob die II für alle Menschen mit Demenz, die nicht mehr sprechen können, eine Kommunikationsmöglichkeit sein könnte. Dann wären die Betreuungspersonen in der Lage, mit allen von ihnen betreuten Menschen, unabhängig von deren Sprachvermögen, zu kommunizieren und sinnvolle Beziehungen zu ihnen aufzubauen.

3.5 Adaptive Interaktion

Wie oben erwähnt, ist die Adaptive Interaktion (AI) eine Weiterentwicklung der II. Das Ziel, Kontakt zu Menschen mit zusätzlichen Kommunikationsbedürfnissen aufzunehmen, passte zu dem, was wir über die Kommunikationserfahrungen der Menschen mit Demenz, die nicht sprechen können, herausgefunden hatten. Die Betonung der nonverbalen Kommunikation und der Qualität von Interaktionen könnte ihnen ganz neue Möglichkeiten eröffnen, zu kommunizieren und am sozialen Leben teilzunehmen.

Frau Rosenthal und ihre Wahrnehmung der Situation

Frau Rosenthal sucht nach einer Möglichkeit, Kontakt zu Frau Arndt aufzunehmen und sie an sozialen Aktivitäten zu beteiligen. Sie sieht, dass Frau Arndt gern mit anderen interagieren würde und deren Gesellschaft genießt. Wenn Frau Arndt doch nur sprechen könnte und nicht immer dieses Geräusch von sich gäbe, würden die anderen häufiger mit ihr interagieren. Frau Rosenthal denkt wie Menschen, die über die ganze Bandbreite kommunikativer Fähigkeiten verfügen und für die „effektive“ oder „echte“ Kommunikation gleichbedeutend mit dem Austausch von Informationen ist. Das heißt, wenn Frau Rosenthal ihren Sohn fragt, was er zum Abendessen haben möchte und er antwortet, er hätte gerne ein Takeaway – dann ist *das* für sie Kommunikation. Das Geräusch, das Frau Arndt von sich gibt, betrachtet sie hingegen nicht als eine Form der Kommunikation, sondern als Symptom ihrer Demenz.

Eines der Hauptziele der II ist die Erweiterung der Interaktionen mit Menschen, die geistige Defizite haben oder an einer Autismus-Spektrum-Störung leiden. Die Entwicklung einer gemeinsamen Sprache verändert das Leben von Menschen, die nicht verbal kommunizieren können, weil ihnen ein Mittel an die Hand gegeben wird, Kontrolle über ihre Umgebung auszuüben. Die Möglichkeit, auf Augenhöhe zu interagieren, verändert zudem die Einstellung und das Verhalten anderer Menschen gegenüber den Betroffenen. Werden die Betroffenen als gleichberechtigte Teilnehmer am sozialen Leben wahrgenommen, deren Teilnahme geschätzt wird, können sich tiefe und wertvolle Beziehungen entwickeln.

Diese Chance wollten wir auch Menschen mit Demenz bieten, die nicht mehr sprechen können. Als wir anfingen, die Prinzipien der II bei Menschen mit Demenz anzuwenden, wussten wir nicht, ob sie sich an die Interaktionen erinnern würden, die schon stattgefunden hatten. Wir fanden heraus, dass wir zu Beginn jeder Begegnung wieder neu Kontakt zu den Betroffenen aufnehmen und zudem jederzeit bereit sein mussten, uns an ihre Kommunikation anzupassen. Bisweilen blieben Betroffene, deren Repertoire aus Geräuschen bestand, einfach stumm. Andere, die sonst ihre Hände bewegten, hielten sie unter der Bettdecke oder der Decke auf ihrem Schoß. Wieder andere, die über Blickkontakt kommunizierten, schlossen ihre Augen und reagierten nicht.

Nachdem wir ihre Sprache gelernt hatten, achteten wir auf kommunikative Verhaltensweisen und nutzen sie gezielt für die erneute Kontaktaufnahme. Des Weiteren haben wir versucht, über Elemente ihres Repertoires, etwa Geräusche oder Bewegungen, mit ihnen in Kontakt zu treten. Das Wichtigste, was wir gelernt haben, war jedoch, offen in jede Interaktion zu gehen. Obwohl wir die Prinzipien der II bei der Kommunikation mit Frau Pfeiffer angewendet hatten, mussten wir feststellen, dass sie sich, bedingt durch die für diese Population typischen Gedächtnisprobleme, bei der nächsten Begegnung nicht mehr an die früheren Interaktionen erinnerte. Folglich mussten wir darauf vorbereitet sein, jedes Mal mit unseren Interaktionen wieder von vorne zu beginnen. Weil die Kommunikationspartner sich immer wieder an die kommunikativen Verhaltensweisen der Betroffenen anpassen müssen, haben wir unseren Ansatz „Adaptive Interaktion" genannt.

Bei der Umsetzung dieses Ansatzes haben wir stets darauf geachtet, dass mit den Betroffenen, die nicht sprechen können, respektvoll umgegangen und ihre Würde gewahrt wurde. Insbesondere war uns wichtig, dass die gezielte Nachahmung von Verhaltensweisen nicht als „Verspottung" wahrgenommen wird, denn die betonte Nachahmung von Verhaltenweisen oder sprachlichen Äußerungen von Betroffenen gehört zu den von Kitwood beschriebenen „personal detractors". Nachahmung mit dem Ziel, die Kommunikation der Betroffenen wiederzugeben, ist dagegen ein Merkmal für empathische, auf Spiegelneurone gestützte Kommunikation. „Neuronales Spiegeln löst das ‚Problem mit den Einstellungen anderer' (wie es uns gelingt, die Einstellungen anderer zu ermitteln und einzuschätzen), ermöglicht Intersubjektivität und fördert damit soziales Verhalten" (Iacoboni, 2009, S. 653). Nach Duffy (1999) bietet die Kommunikation mit Menschen, die Demenz haben und nicht sprechen können, „uns die Chance, ihr immer noch vorhandenes reiches emotionales Leben zu stärken und zu stabilisieren" (S. 579).

3.6 Zusammenfassung

Kollaborative Kommunikation ist ein Interaktionsmodell, das die Kommunikationspartner auffordert, sich in die Welt der anderen Person zu begeben. Wenn wir einander verstehen wollen, müssen wir eine gemeinsame Basis finden, eine Realität, die wir teilen, und wir müssen bereit sein, Kontakt aufzunehmen. Wir, die wir über die ganze Bandbreite kommunikativer Fähigkeiten verfügen, sind prädestiniert, mit Menschen zu interagieren, die zusätzliche Kommunikationsbedürfnisse haben. Dabei gilt es zu bedenken, dass Kommunikation weitaus mehr ist als Sprache und dass wir die Chance bekommen, Kontakt zu Menschen aufzunehmen, die nicht sprechen können. AI ist ein fortwährender Aushandlungsprozess zwischen zwei Menschen mit einem angeborenen Bedürfnis, miteinander zu kommunizieren.

4 Let's Work Together – Die Sprache der Demenz lernen

Wie bereits in **Kapitel 3** erwähnt, ist die AI ein Ansatz, der es ermöglicht, nonverbal zu kommunizieren. Der Prozess besteht aus mehreren Schritten (**Abb. 4-1**). Im ersten Schritt geht es darum, die Person mit Demenz kennenzulernen. Der zweite Schritt untersucht die Umgebung, in der die Kommunikation stattfindet. Im dritten Schritt wird das Kommunikationsrepertoire des Betroffenen ermittelt. Im vierten Schritt wird mithilfe dieses Kommunikationsrepertoires versucht, Kontakt zu dem Betroffenen aufzunehmen. Im fünften Schritt geht es darum, den Kontakt zu einer dauerhaften Beziehung weiterzuentwickeln. Wir stellen die Schritte zunächst vor und zeigen in den folgenden drei Kapiteln deren praktische Umsetzung am Beispiel von Frau Arndt, Frau Lehmann und Herrn Böhm.

Hinweis zu Formularen: Sie finden die in diesem Kapitel enthaltenen Assessment-Formulare im Anhang.

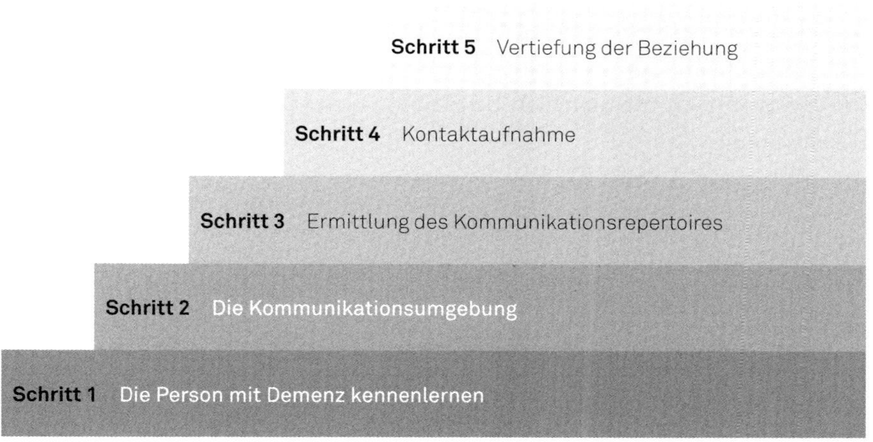

Abbildung 4-1: Der Prozess der Adaptiven Interaktion

4.1 Schritt 1: Die Person mit Demenz kennenlernen

Hier soll festgestellt werden, wie viele Informationen über die Person mit Demenz vorhanden sind. Das Formular sollte von der Person oder den Personen ausgefüllt werden, die der oder die Kommunikationspartner sein wird/werden. Der „Prozess des Kennenlernens" zielt darauf ab, bereits bekannte Informationen über die Person zu sammeln und sie mit den Informationen, die mithilfe des Fragebogens ermittelt wurden, zu kombinieren. Dieser Prozess kann Spaß machen, denn er ist mit etwas Detektivarbeit verbunden: Man muss bei Familienangehörigen und Freunden Erkundigungen über die Person einholen. Der Prozess kann aber auch ernüchternd sein, falls sich herausstellt, wie wenig die Angehörigen über die Person wissen. Wenn der Betroffene nicht regelmäßig Besuch bekommt und auch keine Familienangehörigen hat, ist es oft nicht möglich, viel mehr zu erfahren als das, was man bereits weiß. Dennoch hilft der Prozess, sich auf den Betroffenen einzustellen, und dies ist ein wichtiger erster Schritt, wenn es darum geht, Kontakt zu ihm aufzunehmen.

Das Kennenlern-Formular (**Tab. 4-1**) bezieht sich auf beide Informationsarten: bereits bekannte und durch Erkundigungen ermittelte. Es fragt nach der Gefühlslage des Betroffenen und der Menschen, mit der er/sie interagiert. Die Feststellung der Gefühlslage ist ein wichtiger Punkt, weil soziale Interaktionen und Kontakte für Menschen so wichtig sind. Wenn jemand sich scheut, Angst hat oder es ihm unangenehm ist, mit anderen zu interagieren, beeinträchtigt dies oft die potenzielle Kommunikation. Der Fragebogen hilft auch, sich in die Situation der Person mit Demenz, die nicht sprechen kann, einzufühlen und sich vorzustellen, was sie empfindet. Das folgende Formular ist ein Muster. Es wurde von einer professionellen Betreuungsperson über eine von ihr betreute Person ausgefüllt.

4.2 Schritt 2: Die Kommunikationsumgebung

Mit Kommunikationsumgebung sind die materiellen und räumlichen Gegebenheiten des Ortes gemeint, an dem die Interaktionen stattfinden (Knapp & Hall, 2010). Da es um Menschen mit Demenz geht, die nicht mehr sprechen können, gehören für uns Gelegenheiten für Kommunikation, Verfügbarkeit von Kommu-

Tabelle 4-1: Die Person kennenlernen (Beispiel)

Die Person kennenlernen	
Wie viele Informationen haben Sie über die Person, z. B. früherer Beruf, Anzahl der Kinder, Hobbys?	Connie war Grundschullehrerin und liebt Kinder. Sie und ihr Mann Paul konnten keine Kinder bekommen aber sie hatten mehrere Nichten und Neffen, die sie regelmäßig sahen. Connie mochte handwerkliche Arbeiten und besuchte regelmäßig Abendkurse, um sich neue Fertigkeiten anzueignen.
Was wissen Sie über das Leben der Person vor ihrer Krankheit?	Connie und Paul lebten mehr als 40 Jahre in einer Wohnung im Stadtzentrum. Paul starb vor einigen Jahren und Connie konnte sich nicht mehr selbst versorgen. Vor fünf Jahren wurde bei ihr Demenz diagnostiziert.
Welche Vorlieben und Abneigungen hat die Person?	Connies Gesicht leuchtet auf, wenn sie Kinder sieht. Ihr Neffe Mark bringt manchmal seine kleine Tochter Lisa mit, wenn er sie besucht, und dann lächelt sie immer.
Was stört die Kommunikation mit der Person?	Ich habe Schwierigkeiten, mit Connie zu kommunizieren, weil sie nicht sprechen kann und anscheinend auch nicht versteht, was ich ihr sage.
Wie schätzen Sie die aktuelle Gefühlslage der Person ein und warum?	Ich glaube, sie ist einsam, weil sie kaum Besuch bekommt.
Was empfinden Sie bei dem Versuch, mit der Person zu interagieren und warum?	Ich bin traurig, wenn ich versuche, mit Connie zu sprechen, weil ich spüre, dass ich nicht zu ihr durchdringe.

nikationspartnern sowie Situationen und Kontexte, in denen die Kommunikation stattfindet, ebenfalls zur Kommunikationsumgebung. Zu wissen wann, wo und mit wem Kommunikation stattfindet, ist wichtig für die Entwicklung einer Strategie, die geeignet ist, die AI in den Alltag der Menschen mit Demenz, die nicht sprechen können, einzuführen und zu integrieren. Ziel ist, dass alle potentiellen Kommunikationspartner auf ineffiziente Kommunikationsversuche verzichten und stattdessen nonverbal kommunizieren. Dies bedeutet, dass sowohl zu Hause als auch in professionellen Pflege-Settings gemeinsame Anstrengungen unternommen werden müssen, um mit Menschen, die Demenz haben und nicht mehr sprechen können, auf möglichst angemessene und sinnvolle Weise zu interagieren. Die so entstandenen Kontakte zu den Betroffenen und die sich daraus ergebende Möglichkeit, mit ihnen zu kommunizieren, ist mit Vorteilen für alle Beteiligten verbunden, weil sich so enge und nutzbringende Beziehungen entwickeln können.

4.2.1 Gelegenheiten für Kommunikation

Als unabhängige Menschen können wir jederzeit nach Belieben entscheiden, wann wir wie und mit wem kommunizieren wollen. Menschen mit Demenz, die nicht sprechen können, haben deutlich weniger Möglichkeiten, zu kommunizieren, weil ihre Fähigkeit, verschiedene Kommunikationskanäle zu nutzen, stark eingeschränkt ist. Zu Hause und in Pflege-Settings sind Menschen, die nicht mehr gehen können, darauf angewiesen, dass andere ihnen aus dem Bett und in den Rollstuhl helfen und sie aus ihrem Schlafzimmer bringen. Solche Situationen bieten zwar Gelegenheiten für Kommunikation, doch sind sie meistens *„aufgabenorientiert"*. Dies bedeutet, die Kommunikation bezieht sich auf die durchzuführende Aufgabe – z. B. Unterstützung beim Duschen – und zielt nicht auf sozialen Kontakt ab.

Sobald die Menschen mit Demenz, die nicht mehr sprechen können, sich außerhalb ihres Zimmers befinden, werden sie in Gemeinschaftsbereiche gebracht, wie z. B. Speisezimmer, Tagesraum oder Bereiche für Aktivitäten, wo sich auch Betreuungspersonen, Besucher und andere Menschen mit Demenz aufhalten. Auch hier bieten sich Gelegenheiten für Kommunikation und solche Situationen sind für „zwischenmenschliche" Kontakte besonders gut geeignet. Einige Menschen mit Demenz bewegen sich auch innerhalb des Pflege-Settings, gehen vielleicht ins Badezimmer oder wandern umher wie Frau Fischer. Andere verbringen ihre Zeit allein in ihrem Zimmer und warten darauf, dass andere zu ihnen kommen.

Was die Implementation von AI anbelangt, gilt zu beachten, dass sie als Kommunikationskanal für *jede* Interaktion mit Menschen, die nicht mehr sprechen können, genutzt wird. Dies bedeutet für Pflegepartner, jede Gelegenheit für Kommunikation zu erkennen und zu nutzen und über die AI zu kommunizieren anstatt verbal. AI ist kein Luxus und auch keine zusätzliche oder besondere Aktivität, die auf Situationen beschränkt ist, wenn die Betreuungspersonen Zeit haben, sich zu den Betroffenen zu setzen und sich mit ihnen zu beschäftigen. AI sollte bei allen Begegnungen und in allen Situationen, an denen Menschen, die nicht sprechen können, beteiligt sind, mit der gleichen Selbstverständlichkeit praktiziert werden, mit der man mit gehörlosen Menschen über Zeichensprache kommuniziert.

4.2.2 Die Kommunikationspartner

Je weniger die Menschen mit Demenz, die nicht mehr sprechen können, am sozialen Leben teilnehmen, desto geringer wird auch die Zahl derer, mit denen sie kommunizieren und interagieren können. Diejenigen, die noch zu Hause leben, interagieren wahrscheinlich mit Familienangehörigen. Allerdings leben auch viele dieser Menschen wegen ihrer zusätzlichen Bedürfnisse in Langzeitpflege-Settings oder in Pflegeheimen. Hier sind ihre Kommunikationspartner in der Regel die Mitarbeiter der Pflege-Settings. Neben den Mitarbeitern, die für die persönliche Pflege zuständig sind, zählen dazu auch die Mitarbeiter, die sich um Catering, Reinigung, Wartung und Verwaltung kümmern sowie ehrenamtliche Helfer, Familienangehörige und andere Menschen mit Demenz. Infolgedessen ist es wichtig, sich mit allen, die mit den Betroffenen, die nicht mehr sprechen können, potenziell interagieren, zu verständigen, damit sie alle von der Anwendung nonverbaler Kommunikationsmethoden profitieren können.

4.2.3 Situationen und Kontexte, die für Kommunikation geeignet sind

Wie bereits erwähnt, sind viele Menschen mit Demenz, die nicht mehr sprechen können, im Alltag mit weiteren Schwierigkeiten konfrontiert. Dies können Mobilitätsprobleme sein, die sie daran hindern, allein aus dem Bett aufzustehen, oder Probleme, die das Gehen erschweren bzw. unmöglich machen oder die sie zwingen, Unterstützung beim Toilettengang, Baden und Essen in Anspruch zu nehmen. Wir haben festgestellt, dass die Kontexte und Situationen, in denen die meisten Interaktionen stattfinden, innerhalb solcher Aktivitäten angesiedelt sind. Im Zusammenhang mit unseren Untersuchungen bitten wir die Betreuungspersonen vor Beginn des AI-Trainings, eine „normale" Interaktion durchzuführen, um sie dann später mit der AI vergleichen zu können (s. Abschnitt „Beobachtung der Kommunikationsumgebung" weiter unten). Dabei hat sich gezeigt, dass die meisten normalen Interaktionen während Aktivitäten wie dem Anreichen von Speisen oder Getränken stattfinden. Bei vielen dieser Interaktionen haben die Mitarbeiter mit den Menschen mit Demenz gesprochen und ihnen gesagt, was sie gerade tun, etwa in dem Stil: „Ich habe hier etwas zu trinken für Sie.", „Ich habe Ihnen einen Joghurt mitgebracht." Sie achten sowohl physisch als auch verbal darauf, dass die Betroffenen es in ihrem Bett oder Sessel bequem haben. Einige Mitarbeiter beschreiben dabei, was sie gerade tun: „Ich setzte Sie jetzt ein wenig auf.", „Da legen wir noch ein anderes Kissen hin." Wir haben festgestellt, dass die Mitarbeiter während dieser Aktivitäten zwar kommunizieren, aber keine Antworten von den Menschen mit Demenz erwarteten und somit Gelegenheiten für Kommunikation ungenutzt verstreichen ließen (Savundranayagam, Sibalija & Scotchmer, 2016). Vielleicht weil ihnen die Durchführung der Aufgabe wichtiger war als Kommunikation. Für die Bewohner sind dies jedoch die einzigen Gelegenheiten, mit anderen direkt zu interagieren. Wir haben zudem herausgefunden, dass mit Bewohnern, die mehr Arbeit machen oder für die mehr Mitarbeiter, vielleicht zwei, benötigt werden, um ihnen aus dem Bett zu helfen, insgesamt weniger interagiert wird (Simmons et al., 2013), was die Gelegenheiten für Kommunikation mit diesen Bewohnern noch weiter einschränkt.

4.2.4 Beobachtung der Kommunikationsumgebung

Im Zuge der Entwicklung der AI haben wir auch die Kommunikationsumgebung genau untersucht. Wir haben die Aktivitäten der Person mit Demenz tagsüber zwischen 10:00 und 15:00 Uhr beobachtet und dafür die von Bowie und Mountain (1993) entwickelte Methode zur Datensammlung in modifizierter Form eingesetzt (**Tab. 4-2**). Die von den Autoren verwendeten Begriffe stammen aus dem Jahre 1993, etwa der Ausdruck „zielloses Umherwandern", der in der Demenzpflege nicht mehr benutzt wird, da man den Betroffenen heute unterstellt, zielbewusst umherzugehen, was mit dem Begriff „zielbewusstes Umhergehen" bezeichnet wird. Zudem sind unserer Auffassung nach die Adjektive „asozial" und „unangemessen" sehr wertend, doch da wir im Rahmen unserer Untersuchung die Situation unserer Teilnehmer mit der vergleichen wollten, wie sie von Bowie und Mountain in ihrer Studie von 1993 beschrieben wurde, haben wir sie beibehalten. Die Person mit Demenz wurde alle zehn Minuten eine Minute lang beobachtet und ihr Verhalten dann einer der von Bowie und Mountain (1993) definierten modifizierten Verhaltenskategorien zugeordnet.

Die Beobachtungsphase lieferte uns Informationen über die täglichen Aktivitäten und Interaktionsmuster der Menschen mit Demenz und zeichnete zugleich ein Bild ihrer täglichen Routinen. Tabelle 4-2 enthält die von Bowie und Mountain (1993) entwickelten modifizierten Verhaltenskategorien und Ver-

Tabelle 4-2: Beobachtungskategorien nach Bowie und Mountain (1993) in modifizierter Form

Kategorie	Beschreibung des Verhaltens
A Selbstversorgung	Eigenständige Teilnahme an Aktivitäten des täglichen Lebens: z. B. essen, trinken, waschen und zielbewusstes Bewegen.
B Soziales Engagement	Jede Aktivität, bei der der Betroffene sich angemessen und aktiv mit der Umgebung beschäftigt: z. B. an sozialen Aktivitäten teilnehmen, sich unterhalten, lesen und fernsehen.
C Empfangen der Pflege	Aktivitäten, die der Behandlung oder Pflege des Betroffenen durch die Mitarbeiter dienen und die der Betroffene nicht unabhängig ausführen kann.
D Motorische Aktivität	Ständige Bewegungen und Aktivitäten: z. B. zielbewusstes Umherwandern, Ruhelosigkeit, sich wiegen, herumzappeln, stereotype Bewegungen.
E Asoziales Verhalten	Verhaltensweisen, die anderen Schäden oder Leid zufügen: z. B. körperliche und verbale Aggression, schreien, rufen und stehlen.
F Unangemessenes Verhalten	Verhaltensweisen, die eigentlich inakzeptabel sind, aber andere nicht schädigen: z. B. an den Fingern lutschen, unangemessenes Urinieren, Essen auf den Boden spucken oder werfen und Selbstgespräche führen.
G Neutrales Verhalten	Die Person reagiert nicht auf die Umgebung: sie sitzt oder steht, ist inaktiv oder schläft.

haltensbeschreibungen. In den ersten drei Kategorien der Verhaltensbeschreibungen („Selbstversorgung“, „Soziales Engagement“ und „Empfangen der Pflege“) werden Wörter verwendet, die positive Verhaltensweisen suggerieren („eigenständig“, „zielbewusst“, „angemessen“, „aktiv“, „Pflege“); Verhaltensweisen, die normalerweise als „akzeptabel“ oder „typisch“ für Menschen mit Demenz in Pflegeheimen gelten. Im Gegensatz dazu weisen die übrigen vier Kategorien („Motorische Aktivität“, „Asoziales Verhalten“, „Unangemessenes Verhalten“ und „Neutrales Verhalten“) eher negative Verhaltensbeschreibungen auf (z. B. „herumzappeln“, „schädigen“, „Leid zufügen“, „Aggression“, „inakzeptabel“, „unangemessen“, „reagiert nicht auf die Umgebung“), die für Betreuungspersonen belanglos und/oder problematisch sind.

Hier die Ergebnisse der Studie von Bowie und Mountain: Die Bewohner verbrachten die meiste Zeit (56,5 %) mit neutralem Verhalten, 18,75 % entfielen auf motorische Aktivität, 8,6 % auf Selbstversorgung und nur 0,2 % auf asoziales Verhalten. Wir präsentieren an dieser Stelle die von uns zusammengetragenen

Daten zu den Beobachtungen der Menschen mit Demenz, um einen Eindruck von der sozialen Umgebung der Teilnehmer zu vermitteln, mit denen wir im Zuge der Entwicklung der AI gearbeitet haben. Das häufigste Verhalten war *neutral*, von Bowie und Mountain (1993) wie folgt definiert: „Die Person reagiert nicht auf die Umgebung: sie sitzt oder steht, ist inaktiv oder schläft" (S. 859). Auf dieses Verhalten entfielen 68,65 % der Zeit, auf soziales Engagement nur 10 %. Asoziales Verhalten wurde nicht beobachtet. Verglichen mit den von Bowie und Mountain im Jahre 1993 erhobenen Daten, gibt es große Ähnlichkeit. Die von uns beobachteten Teilnehmer waren körperlich kaum aktiv – sie lagen im Bett oder saßen im Rollstuhl –, entsprechend gering war die Zeit, die auf motorische Aktivität entfiel (2 %), und entsprechend höher war die für neutrales Verhalten angegebene Zeit. Die Beobachtung der Kommunikationsumgebung hat Folgendes ergeben: Während der gesamten Beobachtungszeit mangelte es den Menschen mit Demenz, die nicht sprechen konnten, an sozialer Interaktion und an Gelegenheiten für interpersonelle Kommunikation.

Eine solch minutiöse Beobachtung ist sehr zeitaufwändig, und obwohl wir sie während der Entwicklung der AI hilfreich fanden, ist sie nach unserer Auffassung keine Vorbedingung für eine erfolgreiche Anwendung dieses Ansatzes. Um wichtige Informationen über die Kommunikationsumgebung zu sammeln, haben wir eine modifizierte Form entwickelt, die zusammen mit dem Formular zum Kennenlernen der Person ausgefüllt werden kann. Dieses Formular enthält einige Kästchen, die für jede Person mit Demenz auszufüllen sind, ohne dass eine intensive Beobachtung über zwei Tage erfolgen muss. Allerdings müssen Sie sich Gedanken über die Person machen, sich fragen, was für ein Mensch sie ist, wer sie besucht und welche Gelegenheiten für ihre Art der Kommunikation es gibt. Das nachfolgende Formular (**Tab. 4-3**) zeigt ein Beispiel eines ausgefüllten Formulars für die Kommunikationsumgebung.

4.3 Schritt 3: Ermittlung des Kommunikationsrepertoires

Schritt 3 ermittelt das individuelle Repertoire der kommunikativen Verhaltensweisen, die auf den in **Kapitel 3** vorgestellten Grundelementen der Kommunikation basieren: Gesichtsausdruck, Blickkontakt und Geräusche, aber auch Sprache und Sprachlaute, Körperkontakt sowie Emotionen. Rollentausch, Ges-

Tabelle 4-3: Formular für die Kommunikationsumgebung (Beispiel)

Die Kommunikationsumgebung	
Wie oft interagieren andere mit der Person an einem ganz normalen Tag?	Frau Simon verbringt die meiste Zeit im Tagesraum vor dem Fernseher. Die Mitarbeiter interagieren gewöhnlich nicht mir ihr, während sie im Tagesraum sitzt, weil sie dann einen zufriedenen Eindruck macht. Sie sprechen mit ihr, wenn sie ihr beim Aufstehen und Anziehen helfen oder sie beim Duschen oder Essen unterstützen. Doch Frau Simon antwortet ihnen nicht. Ihr Bruder Hans besucht sie alle zwei Tage, aber er unterhält sich meistens mit den Mitarbeitern oder mit Bewohnern, die sprechen können.
Welche „Art" der Kommunikation kommt am häufigsten vor? „Funktionale" (aufgabenorientierte) oder „soziale"?	Meiner Einschätzung nach die funktionale. Die Mitarbeiter reden ab und zu mit ihr, aber sie erwarten keine Antwort und bekommen auch keine.

ten und Nachahmung sind ebenfalls Teil des nonverbalen Kommunikationsrepertoires. Zudem werden Informationen über die Körperhaltung der Person während der Interaktion notiert, denn sie helfen, über die weitere Vorgehensweise bei der Kommunikation zu entscheiden. Die einzelnen Kategorien werden in den folgenden Abschnitten kurz dargestellt.

4.3.1 Blickkontakt

Der Blickkontakt gilt seit Langem als wichtige Komponente der nonverbalen Kommunikation. Nach Kleinke (1986) hat Blickkontakt folgende Funktionen: „Er vermittelt Informationen, steuert Interaktionen, signalisiert Intimität, übt soziale Kontrolle aus und unterstützt die Ziele von Dienstleistungen und Aufgaben" (S. 78). Neuere, mithilfe von Tracking-Technologien durchgeführte Untersuchungen über die Steuerung von Interaktionen haben gezeigt, dass der Rollentausch über Blickkontakt geregelt wird (Ho, Foulsham & Kingstone, 2015). Dies ist von besonderer Bedeutung für Interaktionen mit Menschen, die nicht sprechen können. Bei unserer Untersuchung waren für uns diese Merkmale hilfreich: offene oder geschlossene Augen, Blickrichtung (Gesicht oder Körper des Kommunikationspartners), unbestimmte Blickrichtung (Ellis & Astell, 2008). Allerdings lässt sich nicht immer feststellen, wohin jemand blickt oder ob die Augen offen sind, weil dies häufig von der Körperhaltung abhängt (s. Abschnitt „Körperhaltung“ weiter unten).

4.3.2 Gesichtsausdruck

Die emotionalen Varianten des Gesichtsausdrucks sind universell, d.h. Emotionen werden von Menschen aus allen Kulturen, unabhängig von ihrer Sprache oder ihrem Bildungsgrad, auf die gleiche Art und Weise ausgedrückt (Matsumoto & Hwang, 2011). Schon Darwin hat diese These in seiner 1872 entwickelten Evolutionstheorie aufgestellt und zahlreiche der in den letzten 145 Jahren durchgeführten Untersuchungen haben sie bestätigt (Darwin, 1872). Lange Zeit wurden sechs universelle Varianten des Gesichtsausdrucks unterschieden: Freude, Trauer, Furcht, Wut, Ekel und Überraschung, schließlich kam noch Verachtung hinzu (Matsumo & Hwang, 2011). Wie in Kapitel 2 erwähnt, beherrschen wir die Varianten des Gesichtsausdrucks von Geburt an (Batty & Taylor, 2003). Ein weiterer Beleg dafür ist die Tatsache, dass auch von Geburt an blinde Menschen diese spontan zeigen (z.B. Galati, Miceli & Sini, 2001). Wir haben die Erfahrung gemacht, dass sich die Varianten des Gesichtsausdrucks im Laufe des Lebens nicht verändern und somit auch von Menschen mit Demenz, die nicht mehr sprechen können, beherrscht werden (Ellis & Astell, 2017).

4.3.3 Sprache

Es mag merkwürdig anmuten, dem Grundelement Sprache im Zusammenhang mit der Aufklärung über nonverbale Kommunikation zu begegnen. Doch nach unserer Erfahrung geht der Verlust von der Sprache allmählich vonstatten und viele Betroffene behalten ein oder zwei Wörter über lange Zeit, die sie selten und in unregelmäßigen Abständen benutzen. Andere wiederholen ein Wort immer und immer wieder. Alle Wörter werden jedoch notiert, um ein vollständiges Kommunikationsrepertoire des Betroffenen zu haben. Wie bereits erwähnt, unternimmt die AI nicht den Versuch, die Sprache der Menschen mit Demenz zu verbessern. Es geht vielmehr darum, ihre Kommunikationspartner zu befähigen, Kontakt zu ihnen aufzunehmen und mit ihnen zu interagieren. Jede sprachliche Äußerung des Betroffenen ist Teil des Prozesses, aber sie ist nicht das Hauptaugenmerk.

4.3.4
Geräusche

Das Kommunikationsrepertoire beinhaltet neben der Sprache oft auch verschiedenartige Geräusche. Eine Analyse spontaner Gespräche hat ergeben, dass etwa die Hälfte aller in normalen Gesprächen vorkommenden Sprachlaute nonverbal ist. Solche Sprachlaute gelten häufig als „Begleitmusik“, doch in Wirklichkeit transportieren sie wichtige emotionale Informationen (Campbell, 2007). Sobald man bewusst auf sie achtet, stellt man fest, dass sie sehr zahlreich sind und subtile Unterschiede aufweisen, wie beispielsweise lachen, glucksen und kichern. Weitere Geräusche sind seufzen, husten, schnauben und schwer atmen. Manche Menschen schreien oder kreischen, das kann sehr laut und störend sein. Andere machen ganz leise, kaum wahrnehmbare Geräusche. Wir haben bei einigen auch schon gesehen, dass sie durch Bewegung ihres Mundes und ihrer Zunge versucht haben, Geräusche zu produzieren. Andere wiederum geben überhaupt keine Geräusche von sich.

4.3.5
Körperkontakt

Körperkontakt ist im Hinblick auf menschliche Interaktionen von fundamentaler Bedeutung, wie Harlow (1958) in seinen Untersuchungen nachweisen konnte. Er fand heraus, dass neugeborene Affen Schaumgummi und eine Mutter aus Stoff einer Mutter aus Draht vorzogen, selbst wenn diese Milch und Wärme spendete. Die Studie war Teil der Arbeit von Harlow, deren Ziel es war, die Basis für Liebe und Zuneigung zu erforschen. Sie lieferte überzeugende Beweise dafür, wie wichtig Kontakt für die Entwicklung der Affen war. Auch wenn die Experimente heute umstritten sind und die Arbeit wahrscheinlich auf ethische Bedenken stoßen würde, so haben die Befunde, was die Bedeutung von Körperkontakt anbelangt, bis heute nichts von ihrer Aussagekraft verloren.

Neuere Untersuchungen haben im Zusammenhang mit menschlichen Interaktionen und Beziehungen die Komplexität von Berührungen sowie die Rolle von Hormonen und Neurotransmittern erforscht. Berührungen können besänftigend und wohltuend sein und werden häufig eingesetzt, um positive Signale wie Sympathie, Bestätigung und Trost auszusenden (Hertenstein, Verkamp, Kerestes & Holmes, 2006). Der Grund für die positiven Auswirkungen von Berührungen liegt in der Freisetzung von Oxytozin, ein Neuropeptid, das Teil des Reaktionsmechanismus ist, der bei Stress aktiviert wird. Die

Forschung führt den erhöhten Oxytozin-Spiegel im Plasma von Müttern während der Schwangerschaft und in der Phase unmittelbar nach der Geburt auf mütterliches Bindungsverhalten zurück: Blickkontakt, entzückte Lautäußerungen und liebevolle Berührungen (Feldman, Singer & Zagoory, 2010). Nach Holt-Lunstad, Birmingham und Light (2014) besteht ein Zusammenhang zwischen der Qualität einer Beziehung und der Höhe des Oxytozin-Spiegels beider Partner. Dies bedeutet: Glückliche Paare haben einen höheren Oxytozin-Spiegel.

Schon lange wird empfohlen, Berührungen bei Menschen mit Demenz einzusetzen (z.B. Ernst & Shaw, 1980). Doch es ist erwiesen, dass die meisten Berührungen im Zusammenhang mit funktionellen Aufgaben erfolgen, etwa bei der Körperpflege, und dass Gelegenheiten für therapeutische oder positive Berührungen nicht wahrgenommen werden (Gleeson & Timmins, 2004). Deshalb wurden Trainingsprogramme und Interventionen entwickelt, die Familien und professionelle Betreuungspersonen befähigen, Berührungen bei Menschen mit Demenz anzuwenden. Bei der Erstellung der Kommunikationsprofile von Menschen mit Demenz, die nicht sprechen können, notieren wir jeden Körperkontakt, der von ihnen ausgeht.

4.3.6 Gesten

Gesten sind Bewegungen, die Informationen transportieren und häufig auch sprachliche Äußerungen begleiten. Sie kommen in allen Kulturen vor und wurden, wie die Varianten des Gesichtsausdrucks, bei Kindern beobachtet, die von Geburt an blind waren (Iverson & Goldin-Meadow, 1997). Im Rahmen von Untersuchungen über die Entwicklung von Gesten und deren Rolle in der Kommunikation haben sich unterschiedliche Arten herauskristallisiert. Nelson (1985) hat vier Arten von Gesten bei Babys unter zehn Monaten beobachtet: *Expressive Gesten* – Bewegungen, die Emotionen ausdrücken (z.B. in die Hände klatschen, mit den Füßen stampfen); *instrumentelle Gesten* – sie sollen Einfluss auf das Verhalten anderer nehmen (z.B. die Hand ausstrecken, um auf den Schoß genommen zu werden); *darstellende Gesten* – Verhalten, das für etwas anderes steht (z.B. die neben das Gesicht gelegten Hände als Zeichen für Schlaf); *deiktische Gesten* – sie verweisen auf andere Objekte (z.B. auf etwas zeigen; Lima & Cruz-Santos, 2012). Die Entwicklung dieser Gesten zu Sprache bedarf der Interaktion mit Erwachsenen und erfordert ein gewisses Maß an Nachahmung oder Spiegeln. So sind beide Partner aufmerksam, wenn der eine auf ein Objekt oder eine Person in der Umgebung zeigt und den anderen anschaut (Goldin-Meadow, Mylander & Franklin, 2007). Es ist wichtig, die Gesten von Menschen mit Demenz, die nicht sprechen können, zu erfassen: z. B. zeigen, nicken, den Kopf schütteln und viele andere Bewegungen mit der Hand oder dem Körper.

4.3.7
Nachahmung

Die Bedeutung der Nachahmung im Zusammenhang mit der II wurde bereits in Kapitel 3 erörtert. In der Frühphase der Entwicklung der AI haben wir untersucht, wie wichtig Nachahmung ist, wenn es darum geht, Interaktionen mit Menschen, die Demenz haben und sich nicht verbal verständigen können, in Gang zu halten (Astell & Ellis, 2006). Anknüpfend an die Arbeit, die Jacqueline Nadel und ihre Kollegen Anfang 2000 mit Kindern mit Autismus-Spektrum-Störungen durchführten, haben wir versucht, mithilfe von Nachahmung Kontakt zu Menschen mit Demenz aufzunehmen, die nicht sprechen können. Das Spiegeln des Verhaltens bietet nach Nadel et al. (2000) Menschen mit ASS die Möglichkeit, die Interaktion zu lenken und deren Tempo zu bestimmen. Wie bereits erwähnt, haben die Eltern von Neugeborenen die Angewohnheit, die Mimik, Geräusche und Bewegungen ihrer Babys zu wiederholen und zu verstärken. Diese Nachahmung des Verhaltens bildet den Kern ihrer ersten Interaktionen und legt den Grundstein für die spätere Kommunikation. Solche Interaktionen zwischen Eltern und Babys entwickeln sich ganz selbstverständlich und sie laufen spontan und ungezwungen ab (Tomasello, 1992). Wenn wir mit Menschen arbeiten, die Demenz haben und nicht mehr sprechen können, achten wir darauf, ob die Betroffenen Bewegungen oder Geräusche ihrer Kommunikationspartner nachahmen.

4.3.8
Körperhaltung

Wie in Kapitel 2 erwähnt, spielen Körperhaltung und Nähe bei der Kommunikation ebenfalls eine wichtige Rolle. Wie Burgoon und Kollegen (1984) herausgefunden haben, ist eine nach vorne gebeugte, dem Kommunikationspartner zugewandte Haltung ein Ausdruck von Interesse oder persönlicher Beziehung. Auch Mehrabian (1971) unterstreicht die Bedeutung kleiner Bewegungen in Interaktionen, wie sich in seinem Stuhl vorbeugen oder sich zurücklehnen, wenn man das Gespräch beenden will. Er bemerkt, dass „Menschen sich zu Personen and Dingen, die sie mögen, wertschätzen und bevorzugen, hingezogen fühlen, während sie Dinge, die sie nicht mögen, negativ einschätzen oder nicht bevorzugen, meiden oder sich von ihnen abwenden" (Mehrabian, 1971, S. 1).

Auch die Körperhaltung ist ein wichtiges Stimmungsbarometer. Eine schlaffe Körperhaltung beispielsweise deutet auf eine gedrückte Stimmung hin, während eine aufrechte Haltung und ein erhobener Kopf positiv wirken und Selbstsicherheit ausstrahlen. Lhommet und Marsella (2015) haben verschiedene Studien zum Thema Körperhaltung überprüft und überzeugende Belege dafür gefunden, dass die Körperhaltung Ausdruck der Stimmungslage ist. Neben Emotionen galt ihre Aufmerksamkeit auch dem Stolz. Dieser manifestiert sich durch einen „nach hinten oder leicht schräg geneigten Kopf, eine raumgreifende Körperhaltung, auf die Hüften gestützte oder über den Kopf erhobene Hände" (Lhommet & Marsella, 2015, S. 279). Bei unserer Arbeit notieren wir während jeder Interaktion Position und Körperhaltung der Personen mit Demenz, die nicht sprechen können. Manchmal ist ihre Position für eine Interaktion nicht gerade hilfreich, etwa wenn sie mit dem Gesicht zur Wand im Bett liegen. Trotzdem ist es wichtig, dies zu dokumentieren, um zu erfahren, wo und wann Kommunikation stattfindet.

4.3.9 Emotionen

Wie wir wissen, werden viele nonverbale Verhaltensweisen, unter anderem Gesichtsausdruck, Körperhaltung und Gestik, von Emotionen beeinflusst. Diese Verhaltensweisen werden zwar einzeln erfasst, doch unserer Erfahrung nach gewinnt man einen weiteren wichtigen Anhaltspunkt, wenn während einer Interaktion mit einer Person mit Demenz, die nicht sprechen kann, die eigene Einschätzung des emotionalen Zustandes der Person notiert wird. Schon seit längerer Zeit wird untersucht, wie wir unseren eigenen emotionalen Zustand und den anderer Menschen einschätzen. Bei solchen Einschätzungen gilt es, den Kontext, in dem die Emotionen auftreten, ebenso zu berücksichtigen wie die Schlussfolgerungen, die die eigene Person und andere betreffen. Der Begriff „psychologische Distanz" wurde geprägt im Zusammenhang mit der Art und Weise, in der wir die Emotionen anderer einschätzen (Ong, Goodman & Zaki, 2017). Wie Ong und Kollegen (2017) herausgefunden haben, schreiben Menschen Personen, die nicht so sind wie sie, weniger positive und mehr negative Emotionen zu, als Personen, die ihnen ähnlich sind. Dies hat wichtige Implikationen für die Bewertung der Emotionen von Menschen mit Demenz, die nicht sprechen können, denn wie bereits erwähnt, neigen Betreuungspersonen dazu, sich von der Realität der Demenz zu distanzieren. Umso wichtiger ist die Untersuchung der materiellen und sozialen Umgebung, in der der emotionale Zustand der Menschen mit Demenz eingeschätzt wird.

4.3.10 Rollentausch

Der Rollentausch ist ein weiterer integraler Bestandteil der Kommunikation, der die Interaktionen zwischen zwei oder mehreren Personen effizient regelt. Bei Gesprächen gilt die Regel, dass immer nur eine Person spricht; die Übernahme der Sprecherrolle durch einen anderen Gesprächsteilnehmer wird von subtilen Regeln bestimmt, z. B. davon, dass die Gesprächspause eine angemessene Länge hat (Stivers et al., 2009). Wie Untersuchungen ergeben haben, ist ein Rollentausch mit der Antizipation einer Antwort, der Erwartung eines erneuten Rollentausches und dem Wissen um die Begrenztheit des Redebeitrags verbunden (Holler, Hendrick, Casillas & Levinson, 2015). Untersuchungen zur Sprachentwicklung haben gezeigt, dass 18 bis 21 Wochen alte Babys sowohl Teilnehmer als auch Initiatoren von Rollentauschsequenzen sind (Gratier et al., 2015). Von daher überrascht es nicht, dass auch dieses Grundelement der Kommunikation bei Menschen mit Demenz erhalten bleibt, auch bei denen, die nicht mehr sprechen können (Ellis & Astell, 2008). Allerdings werden die Versuche dieser Betroffenen, die Rolle zu tauschen und zu kommunizieren, von den Menschen in ihrer Umgebung oft übersehen. Umso wichtiger ist es, bei „normalen" Interaktionen auf Signale zu achten, die einen Rollentausch anzeigen.

Denkpause: Nonverbale Interaktion

Da Sie jetzt wissen, was die verschiedenen Arten nonverbalen Verhaltens bedeuten, denken Sie an eine Interaktion, die kürzlich bei Ihnen zu Hause, an Ihrem Arbeitsplatz oder an einem anderen Ort stattgefunden hat, z. B. in einem Geschäft, einem Café oder auf der Straße. Vergegenwärtigen Sie sich diese Interaktion und stellen Sie folgende Fragen:

Wer war sonst noch an der Interaktion beteiligt? Eine Freundin, ein Familienangehöriger, ein Mitarbeiter der Firma, z.B. eine Verkäuferin, ein Barista oder eine Politesse?

In welchem Kontext fand die Interaktion statt? War das Treffen geplant? Oder zufällig? Oder war es eine routinemäßige Interaktion, die täglich stattfindet?

War die Stimmung positiv, negativ oder neutral?

Haben Sie außer Ihren sprachlichen Äußerungen noch andere Geräusche gemacht, z.B. „uhuh" oder „uhhm"? Gab es Rollentauschsequenzen oder hat eine Person die Interaktion dominiert? Haben Sie genickt oder mit den Achseln gezuckt? Haben Sie die andere Person berührt oder auf etwas gezeigt? Wurden Bewegungen oder Geräusche nachgeahmt? Haben Sie gelächelt, die Stirn gerunzelt oder Ihr Gesicht verzogen? Wohin haben Sie geblickt – auf Ihren Interaktionspartner oder auf etwas anderes?

Wie waren Körperhaltung und Position: Haben Sie sich vorgebeugt, aufrecht gestanden oder Abstand gehalten? Und wie haben Sie sich dabei gefühlt?

Wenn Sie sich Ihre Interaktionen unter diesem Aspekt vergegenwärtigen, werden Sie erkennen, welche Bedeutung der Kommunikationsumgebung im Zusammenhang mit sozialen Interaktionen zukommt und wie geläufig und normal nonverbales Verhalten in der Alltagskommunikation ist.

Wie bereits erwähnt, bitten wir die Betreuungspersonen während des Trainings, eine normale Interaktion durchzuführen, die es ermöglicht, die Sprache der Person mit Demenz, die nicht sprechen kann, zu lernen. Dies wirkt auf den ersten Blick vielleicht etwas befremdlich, ist aber sehr wichtig für den Aufbau einer neuen Kommunikationsbeziehung. Während des AI-Trainings zeichnen wir diese normalen Interaktionen auf Video auf.

Nach der normalen Interaktion ermitteln wir mithilfe des folgenden Fragebogens (**Tab. 4-4**) das jeweilige Kommunikationsrepertoire der Betroffenen. Wir achten auf die einzelnen Verhaltensweisen und notieren sie, wenn sie beobachtet wurden. Uns interessieren weder Zeitdauer noch Häufigkeit, sondern lediglich, ob das Verhalten aufgetreten ist. Der folgende Fragebogen ist ein Muster. Er wurde von einer Mitarbeiterin über eine Person mit Demenz ausgefüllt, die sie betreut.

Tabelle 4-4: Grundelemente der Kommunikation, die während einer „normalen" Interaktion beobachtet wurden (Beispiel)

Grundelemente der Kommunikation	
1. Blickkontakt	Wir hatten häufig Blickkontakt. Sie hat oft ihre Augen zusammengekniffen.
2. Gesichtsausdruck	Ausdruckslos, aber ab und zu hat sie die Stirn gerunzelt.
3. Sprache/ Sprachlaute	Sie hat nicht gesprochen, aber wir haben schon gehört, dass sie „Nein" und „Gott" gesagt hat.
4. Geräusche	Heute hat sie keine Geräusche von sich gegeben, aber hin und wieder tut sie es.
5. Körperkontakt	Ich habe ihre Hand gehalten und gestreichelt. Sie hat sie nicht weggezogen und es schien ihr zu gefallen.
6. Gesten	Sie hat ihre Hand und ihren Finger erhoben, als ob sie auf etwas zeigt. Aber ich bin mir nicht sicher.
7. Nachahmung	Keine Nachahmung, soweit ich sehen konnte.
8. Körperhaltung	Sie lag auf dem Rücken und ich musste mich über sie beugen, damit sie mich sehen konnte.
9. Emotionen	Sie runzelt häufig die Stirn – vielleicht irritiert sie etwas. Ich habe nie gesehen, dass sie lächelt oder einen glücklichen Eindruck macht.
10. Rollentausch	Ich glaube, es fand keiner statt.

4.4 Schritt 4: Adaptive Interaktion

Bei diesem Schritt geht es darum, ein Verhalten ausfindig zu machen, das als Ausgangsbasis einer Interaktion fungieren kann. Die Trainingsteilnehmer werden aufgefordert, erneut eine Interaktion zu initiieren und nach einem Verhalten zu suchen, das sie nachahmen oder wiederholen können, um dann mithilfe dieses Verhaltens aus dem individuellen Repertoire des Betroffenen Kontakt zu ihm aufzunehmen (**Tab. 4-5**). Bei diesem ersten Versuch, mit nonverbalen Mitteln zu arbeiten, bitten wir die Trainingsteilnehmer, den Betroffenen genau zu beobachten. Deshalb sollten während dieser Interaktionen keine anderen Aktivitäten stattfinden. Das heißt, die Kommunikation sollte nicht parallel zu pflegerischen Aktivitäten, Mahlzeiten oder Beförderungen im Pflege-Setting stattfinden. Anders ausgedrückt, die Interaktion ist Sinn und Zweck der Begegnung.

Tabelle 4-5: Grundelemente der Kommunikation – Kontaktaufnahme (Beispiel)

Grundelemente der Kommunikation	
1. Blickkontakt	Frau Schmidts Augen waren geöffnet und ich habe versucht, ihr Blinzeln nachzuahmen, aber sie hat darauf nicht reagiert.
2. Gesichtsausdruck	Frau Schmidts Gesichtsausdruck war die meiste Zeit neutral und ich konnte nichts entdecken, was ich hätte nutzen können.
3. Sprache/ Sprachlaute	Frau Schmidt hat nicht gesprochen.
4. Geräusche	Soweit ich feststellen konnte, hat Frau Schmidt keine Geräusche von sich gegeben.
5. Körperkontakt	Ich habe Frau Schmidts Arm sanft gestreichelt, aber sie hat ihn weggezogen.
6. Gesten	Nachdem Frau Schmidt ihre Hand weggezogen hatte, schaute sie mich an, dann bewegte sie ihre Hand in meine Richtung. Ich bewegte meine Hand in Richtung ihrer Hand und sie zog ihre Hand erneut weg. Ich bewegte meine Hand wieder näher an ihre und diese Bewegungen mit unseren Händen waren der Kern unserer Interaktion.
7. Nachahmung	Ich ahmte Frau Schmidt nach und bewegte meine Hand auf die gleiche Art wie sie.
8. Körperhaltung	Frau Schmidt saß im Sessel und ich saß in einem Winkel von 90° neben ihr.
9. Emotionen	Frau Schmidt hat weder gelächelt noch sonstige Emotionen gezeigt, aber sie hat sich konzentriert, während wir unsere Hände bewegten.
10. Rollentausch	Wir haben unsere Hände im Wechsel bewegt.

4.5 Schritt 5: Vertiefung der Beziehung

AI ist ein holistischer Kommunikationsansatz, der bei allen Interaktionen mit Betroffenen genutzt werden sollte. Aus diesem Grunde lassen wir die Betreuungspersonen während des Trainings mehrere Interaktionen mit ihren Partnern mit Demenz durchführen, um die Beziehungen zu vertiefen und um zu erreichen, dass die Trainingsteilnehmer sicherer im Umgang mit nonverbalen Mitteln, der primären Form der Kommunikation, werden (**Tab. 4-6**). Nachdem wir

Tabelle 4-6: Grundelemente der Kommunikation – Vertiefung der Beziehung (Beispiel)

Grundelemente der Kommunikation	
1. Blickkontakt	Herr Schubert hatte seine Augen geschlossen, als ich auf ihn zuging; öffnete sie aber, als ich ihn mit seinem Namen ansprach. Er schaute mich an und ich erwiderte seinen Blick, während ich neben seinem Sessel Platz nahm. Sein Blickkontakt war sehr ruhig und er schaute mich die ganze Zeit an.
2. Gesichts-ausdruck	Herr Schubert schaute mich an und während unserer Interaktion erschien dreimal ein schwaches Lächeln auf seinem Gesicht.
3. Sprache/ Sprachlaute	Herr Schubert kann nicht verbal kommunizieren, aber während er mich anschaute, öffnete er seinen Mund und bewegte seine Zunge, als würde er versuchen zu sprechen
4. Geräusche	Als Herr Schubert seinen Mund öffnete, gab er leise Geräusche von sich, die ich nur hören konnte, wenn ich mich näher zu ihm beugte.
5. Körperkontakt	Ich reichte Herrn Schubert meine Hand und er griff meine Finger und hielt sie fest. Ich reichte ihm meine andere Hand, er hielt sie auch fest und wir drückten uns gegenseitig die Hände.
6. Gesten	Während wir unsere Hände hielten, beugte Herr Schubert seinen Kopf ein wenig zu mir und versuchte zu sprechen.
7. Nachahmung	Herr Schubert und ich beugten uns zueinander, hielten uns an den Händen und lächelten.
8. Körperhaltung	Herr Schubert saß mir gegenüber und wir bewegten uns aufeinander zu.
9. Emotionen	Herr Schubert lächelte und wirkte glücklich während unserer Interaktion.
10. Rollentausch	Herr Schubert und ich bewegten uns abwechselnd aufeinander zu und drückten einander die Hände.

uns in der ersten AI-Sitzung auf ein Kommunikationsverhalten konzentriert haben, geht es jetzt darum, durch Anwendung der kommunikativen Verhaltensweisen ihrer Partner die Fähigkeiten der Trainingsteilnehmer zu erweitern und ihr Selbstvertrauen zu stärken. Sie sollen diese kommunikativen Verhaltensweisen beobachten und nachahmen, denn sie sind die Basis der wechselseitigen Interaktionen. Ein Beispiel: Gibt der Partner ein Geräusch von sich, kann die Betreuungsperson dieses auf die gleiche Art nachahmen oder es in anderer Form wiederholen, z. B. kann sie klopfen oder summen. Auch kleine Bewegungen des Partners können nachgeahmt oder variiert werden.

4.6 Zusammenfassung

AI ist ein Ansatz, der Übung erfordert: zum einen, um das Gefühl der Peinlichkeit zu überwinden, das entsteht, wenn nur nonverbal kommuniziert wird, und zum anderen, um ausreichend Zeit zu haben, die Person mit Demenz, die nicht sprechen kann, kennenzulernen. Der Prozess erfordert mehrere Interaktionen, da die AI der Kommunikationskanal für Menschen mit Demenz werden soll, die nicht sprechen können. Mit der Zeit verstehen die Kommunikationspartner, wie die Betroffenen interagieren und reagieren und sie lernen, wie sich ihre Stimmung verändert und wie sie sich in unterschiedlichen Situationen verhalten. Sie lernen auch, dass Interaktionen sich von einem Tag auf den anderen verändern können, selbst bei Menschen mit minimalen kommunikativen Verhaltensweisen. Ziel jeder normalen Interaktion sollte sein, das Kommunikationsrepertoire des Betroffenen, seinen Kommunikationskanal (Blickkontakt, Bewegungen, Geräusche, Gesten, die Art und Weise, wie er seinen Körper dem Interaktionspartner zuneigt oder ihn von ihm abwendet), genau kennenzulernen, um Veränderungen bei den Menschen mit Demenz, z.B. Anzeichen von Kummer, Schmerz oder Unbehagen, besser wahrnehmen zu können.

5 A Beautiful Noise – Frau Arndt und ihre Geschichte

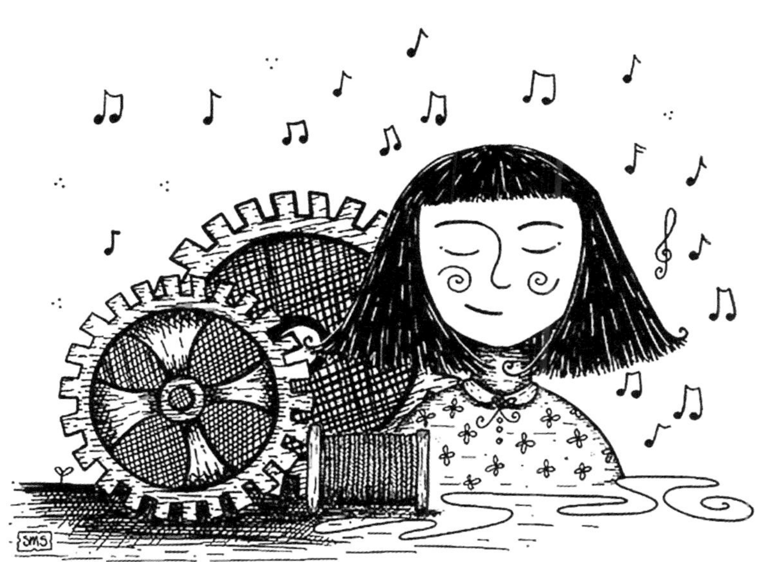

In den drei folgenden Kapiteln geht es um die Menschen mit fortgeschrittener Demenz, die Sie bereits in **Kapitel 1** kennengelernt haben. In diesen Kapiteln stellen wir jede Person, d.h. ihre Geschichte und ihren Hintergrund, noch einmal vor und anschließend beschäftigen wir uns damit, wie die Trainingsteilnehmer den AI-Prozess bei ihnen angewendet haben.

5.1 Frau Arndt

Frau Arndt ist 78 Jahre alt und lebt seit drei Jahren im Sonnenberg-Pflegeheim. Sie wirkt sehr zufrieden und wenn Musik spielt, hört man sie oft summen, mit den Füßen auf den Boden klopfen und auf die Seite ihres Sessels „trommeln". Sie liebt es, andere zu umarmen und wird auch selbst gern umarmt und sie ergreift häufig die Hand der Leute, die sich zu ihr setzen. Frau Arndt lächelt die meiste Zeit und lacht oft laut ohne erkennbaren Grund. Bei den Betreuungspersonen ist sie sehr beliebt, aber sie reagiert nie, wenn sie mit ihr sprechen. Mit Sprache kann Frau Arndt offenbar nicht viel anfangen.

Da Frau Arndt mittlerweile nicht mehr gehen kann, ist sie auf einen Rollstuhl angewiesen. Obwohl sie gern in Gesellschaft anderer ist, verbringt sie die meiste Zeit allein in ihrem Zimmer, was in erster Linie daran liegt, dass sie ein „bestimmtes" Geräusch von sich gibt, das sehr schrill und laut ist. Die anderen Bewohner und deren Besucher fühlen sich davon sehr gestört und die Mitarbeiter haben Mühe, ihre Arbeit fortzusetzen, wenn sie „loslegt". Deshalb wird Frau Arndt, sobald sie dieses Geräusch produziert, mit ihrem Rollstuhl oft in ihr Zimmer gebracht und die Tür zugemacht, damit die anderen sie nicht hören.

Frau Arndt hat den größten Teil ihres Berufslebens in einer Fabrik gearbeitet und die Gesellschaft der vielen Freunde, die sie dort gefunden hat, sehr genossen. Sie war sehr gesellig und witzig, hatte einen großartigen Humor und spielte ihren Kollegen und Familienangehörigen öfter mal einen Streich. Sie hat immer gerne gesungen und auf Partys und anderen Zusammentreffen jede Gelegenheit genutzt, Lieder zu singen. Ihre Freunde sagten, sie bringe die ganze Party in Schwung und lasse keine Gelegenheit aus, sich mit Freunden und Familienangehörigen zu treffen.

Frau Arndt und ihr Ehemann Walter bekamen vier Kinder und waren 43 Jahre glücklich verheiratet, doch dann starb Walter ganz plötzlich nach einem schweren Schlaganfall. Ihre Familie merkte kurz nach Walters Tod, wie intensiv er seine Frau heimlich unterstützt hatte. Den Familienangehörigen fiel auf, dass Frau Arndt kleinere Gedächtnisprobleme hatte, wie sie es nannten, die sie jedoch auf ihr Alter zurückführten. Als Frau Arndt anfing, früh morgens im Nachthemd nach draußen zu gehen, wurde kurz darauf bei ihr Demenz diagnostiziert. Sie wurde um 6:00 Uhr morgens auf dem Gelände der Universität entdeckt, in der ihre Tochter Emma arbeitete. Die Polizei wurde gerufen und kurz darauf kam Frau Arndt ins Sonnenberg-Pflegeheim.

Am häufigsten bekommt Frau Arndt Besuch von ihrer Tochter Emma, zu der sie schon immer ein sehr enges Verhältnis hatte. Die Tochter findet, dass ihre Mutter stets gut gelaunt und sehr zugänglich und liebevoll ist, wenn sie sie besucht und sie macht nie Probleme, wenn die Tochter gehen muss. Trotz ihres sonnigen Naturells gerät Frau Arndt während der Körperpflege regelmäßig außer sich. Sie wird nie gewalttätig, aber nachdem sie zur Toilette begleitet oder beim Duschen unterstützt wurde, weint sie jedes Mal lange. Weder die Mitarbeiter noch ihre Tochter kennen den Grund und die Betreuungspersonen fürchten diese Aktivitäten, weil sie wissen, dass Frau Arndt dabei immer aus der Fassung gerät. Ihre Tochter und die Mitarbeiter des Sonnenberg-Pflegeheims wüssten gerne, was sie tun können, damit Frau Arndt bei der Körperpflege ruhig bleibt.

Versetzen wir uns kurz in die Situation von Frau Arndt und überlegen, wie sie ihre Umgebung wahrnimmt.

Frau Arndt und ihre Wahrnehmung der Situation

Frau Arndt ist hellwach und registriert sehr genau, was in ihrer Nähe geschieht. Sie sieht eine geschäftige und verwirrende Umgebung mit vielen Menschen und verschiedenen Geräuschen. Sie hört, wie es laut knallt und kracht, Menschen, die reden und rufen und sie hört Musik. Aber eine Art von Musik, die sie nicht kennt, laut und schnell und hämmernd, aber sie hört, dass einige Leute mitsingen. Frau Arndt sieht Menschen, die an ihr vorbeigehen – sie sind immer in Eile. Sie lächelt und nickt ihnen zu, aber sie bleiben selten stehen, um mit ihr zu interagieren. Sie fände es schön, wenn jemand – egal wer – sich neben sie setzen, ihre Hand halten oder sie umarmen würde.

Die Musik im Hintergrund wird immer lauter und Frau Arndt fängt an zu singen, um sie zu übertönen. Sie singt aus voller Kehle, lächelt und lacht, und plötzlich sieht sie eine Frau auf sich zukommen. Vielleicht will sie ja mitsingen? Die Frau, die sich ihr nähert, geht geradewegs an ihr vorbei und Frau Arndt merkt, dass ihr Rollstuhl sich bewegt. Die Frau hinter ihr öffnet eine Tür und geht mit ihr in das Zimmer. Die Frau beugt sich über sie und sagt etwas zu ihr, aber Frau Arndt versteht nicht, was sie gesagt hat. Noch eine Frau betritt das Zimmer und die beiden Fremden fangen an, Frau Arndt hin- und herzubewegen und sie zu entkleiden. Frau Arndt hat plötzlich furchtbare Angst, denn sie versteht nicht, was mit ihr geschieht und warum. Sie schreit in Panik und versucht, sie daran zu hindern, aber vergebens. Die Frauen stecken Frau Arndt ins Bett, packen sie fest ein, verlassen das Zimmer und schließen die Tür. Frau Arndt bleibt allein und verstört zurück und weint gefühlt stundenlang.

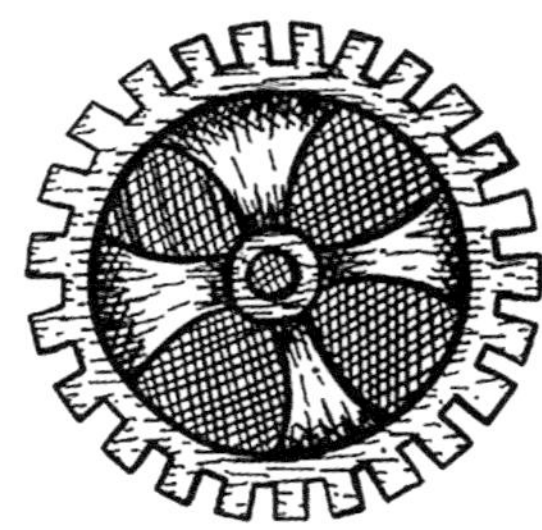

Wie mag Frau Arndt sich in der Situation fühlen:

- **ignoriert**, weil niemand reagiert, wenn sie lächelt oder mitsingt, wenn sie singt;
- **verängstigt**, weil sie nicht versteht, was die Betreuungspersonen mit ihr in ihrem Zimmer machen;
- **hilflos**, weil sie nichts tun kann, damit sie aufhören;
- **isoliert**, weil sie in Tränen aufgelöst allein gelassen wird?

5.2 Frau Rosenthal

Frau Rosenthal ist die Managerin des Sonnenberg-Pflegeheims und zuständig für die Einheit, in der Frau Arndt lebt. Sie arbeitet schon seit 15 Jahren als Pflegeheim-Managerin und hatte oft den Eindruck, dass die Demenzpflege stagniert und der Pflegestandard sich seit Beginn ihrer beruflichen Tätigkeit nicht verändert hat. Sie bedauert, dass die Demenzpflege immer noch aufgabenorientiert ist und dass es kaum Möglichkeiten gibt, soziale Beziehungen zu den Bewohnern aufzubauen und zu vertiefen, besonders zu denen mit fortgeschrittener Demenz. Da sie vor Kurzem an einem Fernkurs über Demenzpflege teilgenommen hat, weiß sie, dass es „da draußen" viele neue und interessanten Forschungsansätze gibt. Doch hat sie noch nie gesehen oder gehört, dass die Befunde in der „realen Welt" jemals in die Praxis umgesetzt wurden. Frau Rosenthal ist darüber ziemlich frustriert und stets auf der Suche nach neuen Ideen, die sie bei ihren Bewohnern ausprobieren kann.

Frau Rosenthal ist aufgefallen, dass Frau Arndt oft in ihrem Schlafzimmer ist, obwohl im Gemeinschaftsbereich Aktivitäten stattfinden. Auch ihre Mahlzeiten nimmt sie meistens in ihrem Zimmer ein. Frau Rosenthal weiß, dass die anderen Bewohner und deren Familien sich durch die Geräusche, die Frau Arndt von sich gibt, gestört fühlen.

Frau Rosenthal und ihre Wahrnehmung der Situation

Frau Arndt macht einen sehr zufriedenen Eindruck. Sie lächelt häufig und beobachtet fortwährend, was in ihrer Nähe geschieht. Während wir unserer Arbeit nachgehen, nickt sie uns zu und auch den anderen Bewohnern, die an ihr vorbeigehen. Wir haben bei der Arbeit manchmal das Radio an und hören meistens einen Sender, der die neuesten Hits spielt – das hält die jüngeren Betreuungspersonen bei Laune! Es sieht so aus, als würde Frau Arndt versuchen, laut mitzusingen, weil sie dabei manchmal dieses penetrant laute Geräusch von sich gibt. Vor allem die Betreuungspersonen können das Geräusch nicht ausstehen, weil es so schrill und quälend ist. Auch die anderen Bewohner fühlen sich dadurch gestört und alle sind genervt. Wenn sie „loslegt", bringen wir sie meistens in ihr Zimmer und führen die Körperpflege durch. Doch das ist für Frau Arndt und auch für die Betreuungspersonen oft mit großem Stress verbunden, weil sie sich dabei sehr aufregt. Normalerweise brauchen wir mindestens zwei Leute, um sie beim Toilettengang oder Duschen zu unterstützen, denn Frau Arndt leistet meistens Widerstand und weint eine ganze Weile. Wir versuchen, sie zum Trost zu umarmen, doch sie schiebt uns beiseite. Dann bleibt uns keine andere Wahl, als sie ins Bett zu stecken, damit sie sich nicht selbst verletzt, und sie eine Zeit lang alleine zu lassen, bis sie sich wieder beruhigt.

Wie mag Frau Rosenthal sich in dieser Situation fühlen:

- **frustriert**, weil alle – Mitarbeiter, Bewohner und Familienangehörige – sich gestört fühlen, wenn Frau Arndt dieses Geräusch von sich gibt;
- **hilflos**, weil sie nichts tun kann, damit sie aufhört;
- **traurig**, weil sie nicht möchte, dass Frau Arndt den Tagesraum verlassen muss, aber ihrer Meinung nach hat sie keine andere Wahl;
- **besorgt**, weil Frau Arndt sich bei der Körperpflege so aufregt und Frau Rosenthal keine Ahnung hat, wie sie dies verhindern kann oder wie sie darauf reagieren soll?

Denkpause: Die Kindertagesstätte

Wir möchten Sie jetzt mit einer Situation konfrontieren, die Ihnen vermutlich etwas merkwürdig erscheint. Sie sind Mitarbeiterin in einer Kindertagesstätte und haben mehr als 30 Babys und Kleinkinder zu beaufsichtigen. Die anderen

Mitarbeiter beachten die Babys kaum, weil die nicht sprechen können. Sie sprechen lieber miteinander oder interagieren mit den Kleinkindern, die gerade sprechen lernen. Babys, die schreien, werden gewickelt oder gefüttert und dann wieder in ihr Kinderbett gelegt. Fangen sie wieder an zu schreien, lässt man sie schreien – irgendwann werden sie schon aufhören. Während die Mitarbeiter mit den Kleinkindern im Spielzimmer plaudern und singen, sind die Babys sich selbst überlassen. Das klingt ziemlich hart, oder? Allein der Gedanke, dass so etwas passiert, ist unerträglich. Normal wäre, dass wir uns vergewissern, ob das Baby physisch rundum versorgt ist; schreit es weiter, würden wir es aufnehmen, mit ihm kuscheln und uns fragen, ob es vielleicht Schmerzen hat. Was wir sagen wollen ist, wir würden dem Problem auf den Grund gehen, wir würden uns Mühe geben, es herauszufinden. Können wir von uns behaupten, dass wir dies auch immer tun würden, wenn es um die Pflege von Menschen mit Demenz geht?

5.3 Training: Adaptive Interaktion

Frau Rosenthal hat vor Kurzem an einer Konferenz über Demenzpflege teilgenommen, auf der die AI vorgestellt wurde, ein neuer Kommunikationsansatz für Menschen mit fortgeschrittener Demenz. Sie war von den Video-Clips über die praktische Anwendung dieses Ansatzes ebenso begeistert wie von den entsprechenden Trainingsangeboten. Zurück im Sonnenberg-Pflegeheim kam sie zu der Erkenntnis, dass von diesem Training alle Beteiligten profitieren würden: Vor allem natürlich die Bewohner mit fortgeschrittener Demenz, die eine Möglichkeit hätten, wieder am sozialen Leben und damit an sozialen Interaktionen teilzunehmen; dann die Familienangehörigen, die auf einer bestimmten Ebene wieder mit ihren Lieben interagieren könnten, und schließlich ihre Mitarbeiter und die Familienangehörigen der Bewohner, die die Erfahrung machen könnten, dass Kommunikation auch ohne Sprache möglich ist. Abgesehen von der Verbesserung und Erweiterung ihrer Fähigkeiten hätten die Mitarbeiter die Chance, ihre Auffassung darüber, was für Menschen mit fortgeschrittener Demenz noch möglich ist, zu revidieren. Die Familienangehörigen könnten außerdem wieder Kontakt zu ihren Lieben aufnehmen, was ihnen lange Zeit nicht möglich war. Frau Rosenthal fand, sie als Managerin sollte mit gutem Beispiel vorangehen und die erste im Sonnenberg-Pflegeheim sein, die sich zu einem AI-Training anmeldet. Sie war als Kommunikationspartnerin für Frau Arndt vorgesehen, zum einen, weil sie sie gut kannte, und zum anderen, weil sie noch mehr über sie erfahren wollte und nach einer Möglichkeit suchte, mit ihr zu interagieren. Dieses Kapitel erzählt die Geschichte von Frau Rosenthal und Frau Arndt und schildert, wie es im Verlauf des Trainings gelang, ihre Beziehung zu vertiefen. Neben weiteren Personen meldeten sich zu dem Training auch Herr Nowak, ein relativ neuer Mitarbeiter, sowie Frau Winkler, eine Freundin von einem der Bewohner, an. Ihre Geschichten werden in den Kapiteln 6 und 7 vorgestellt.

5.3.1 Schritt 1: Frau Arndt kennenlernen

Wie in **Kapitel 4** beschrieben, beginnt das Training mit dem Ausfüllen des Kennenlern-Fragebogens (**Tab. 5-1**). Frau Rosenthal kennt Frau Arndt seit ihrem Einzug ins Sonnenberg-Pflegeheim und weiß das ein oder andere über sie. Um noch mehr über sie zu erfahren, hat Frau Rosenthal mit Frau Arndts Tochter Emma gesprochen und ist mit ihr den ganzen Fragebogen durchgegangen.

Tabelle 5-1: Frau Arndt kennenlernen

Die Person kennenlernen	
Wie viele Informationen haben Sie über die Person, z. B. früherer Beruf, Anzahl der Kinder, Hobbys?	Frau Arndt hat die meiste Zeit ihres Berufslebens in einer Fabrik gearbeitet. Sie hat vier Kinder: Emma, Sabine, Andrea und Thomas. Sie hat sich immer für Musik begeistert und tut dies auch heute noch. Sie war eine sehr selbstbewusste und humorvolle Frau.
Was wissen Sie über das Leben der Person vor ihrer Krankheit?	Frau Arndt lebte zu Hause mit ihrem Mann. Ihre Probleme traten zutage, als er plötzlich starb. Nach der Diagnose Demenz wurde sie schnell im Sonnenberg-Pflegeheim untergebracht.
Welche Vorlieben und Abneigungen hat die Person?	Frau Arndt liebt Musik und ist sehr zugänglich. Doch bei der Körperpflege gerät sie meistens außer sich.
Was stört die Kommunikation mit der Person?	Frau Arndt benutzt für die Kommunikation ein oder zwei Wörter, versteht aber nicht, was man ihr sagt. Sie gibt ein sehr lautes Geräusch von sich, das Mitarbeiter, Bewohner und Familienangehörige als äußerst störend empfinden. Wir bringen Frau Arndt immer in ihr Zimmer, wenn sie anfängt, „ihr" Geräusch zu machen. Frau Arndt kaut auch manchmal auf ihrem Daumen. Für ihre Tochter Emma ist dies ein Zeichen von Langeweile, aber meiner Meinung nach hält genau dies die Leute davon ab, mit ihr zu kommunizieren. Es sieht einfach merkwürdig aus, wenn ein erwachsener Mensch sich so verhält.

Die Person kennenlernen	
Wie schätzen Sie die aktuelle Gefühlslage der Person ein und warum?	Ich glaube, Frau Arndt fühlt sich von uns ignoriert, weil wir nicht wissen, wie wir uns verhalten sollen, wenn sie dieses Geräusch macht, und wir sie dann regelmäßig aus dem Tagesraum bringen, wenn es zu laut wird. Vielleicht ist sie auch verärgert oder ängstlich, weil sie die Körperpflege absolut nicht mag, oder sie fühlt sich hilflos, weil sie uns auf Gedeih und Verderb ausgeliefert ist. Ich bin mir jedoch sicher, dass sie sich isoliert fühlt, weil wir sie nach der Körperpflege meistens alleine lassen, damit sie sich beruhigt.
Was empfinden Sie bei dem Versuch, mit der Person zu interagieren und warum?	Ich bin frustriert, denn wenn Frau Arndt dieses Geräusch macht, sind alle genervt – Mitarbeiter, Bewohner und Familienangehörige. Ich bin auch hilflos, weil ich nichts tun kann, damit sie aufhört. Das macht mich traurig, denn ich möchte nicht, dass Frau Arndt aus dem Tagesraum gebracht werden muss, aber mir bleibt keine andere Wahl. Ich mache mir auch Sorgen, weil Frau Arndt sich während der Körperpflege so aufregt und ich nicht weiß, was ich tun kann, um dies zu verhindern oder wie ich damit umgehen soll.

Der Fragebogen zeigt, was Frau Rosenthal bereits über Frau Arndt weiß und dass sie noch mehr Informationen über sie bekommen hat, die sie bislang nicht kannte, die aber für die Kommunikation mit ihr von Nutzen sein können.

5.3.2 Schritt 2: Die Kommunikationsumgebung

Im zweiten Schritt wird die aktuelle Kommunikationsumgebung unter die Lupe genommen. Zu diesem Zweck wird der in **Kapitel 4** vorgestellte Fragebogen zur Überprüfung der Kommunikationsumgebung genutzt. Frau Rosenthal hat über mehrere Tage beobachtet und dokumentiert, wer mit Frau Arndt wann interagiert hat (**Tab. 5-2**). Dabei hat sie auch auf die Art der Kommunikation, „funktional" oder „sozial", geachtet. Es war Frau Rosenthal nicht möglich, Frau Arndt und ihre Situation zwei Tage lang kontinuierlich zu beobachten, weil sie mit Aufgaben beschäftigt war, die mit der Leitung des Heims zu tun hatten. Deshalb hat sie die Kommunikationsumgebung von Frau Arndt immer dann beobachtet, wenn sie zwischendurch etwas Zeit hatte oder wenn sie sah, dass jemand mit Frau Arndt interagierte. Auch wir halten es weder für nötig, noch empfehlen wir Ihnen, Ihren Kommunikationspartner zwei Tage lang zu beobachten, sondern wir raten Ihnen, dem Beispiel von Frau Rosenthal zu folgen und dies zwischendurch zu erledigen oder immer dann, wenn Sie eine Interaktion beobachten.

Tabelle 5-2: Frau Arndt und ihre Kommunikationsumgebung

Die Kommunikationsumgebung	
Wie oft interagieren andere mit der Person an einem ganz normalen Tag?	Ich habe in den letzten zwei Tagen fünf verschiedene Mitarbeiter mit Frau Arndt interagieren sehen. Vier während der Körperpflege, d.h. beim Duschen, Baden, Essen usw., einer hat sie im Tagesraum begrüßt. Frau Arndts Tochter hat ihre Mutter in den letzten zwei Tagen einmal besucht. Sie saß mit Frau Arndt in deren Zimmer und hat ihre Hand gehalten. Frau Arndt hat die Gesellschaft ihrer Tochter sichtlich genossen und während des Besuchs oft gelächelt. Das Geräusch, das Frau Arndt von sich gibt, war in der Zeit, wenn Emma sie besuchte, immer sehr laut.
Welche „Art“ der Kommunikation kommt am häufigsten vor? „Funktionale“ (aufgabenorientierte) oder „soziale“?	Die Kommunikation mit Frau Arndt, die ich in den letzten zwei Tagen beobachten konnte, war überwiegend funktional. Der einzige echte „soziale Kontakt“, den ich beobachten konnte, fand zwischen Frau Arndt und ihrer Tochter statt. Die beiden interagieren manchmal ohne Worte miteinander. Das ist schön anzusehen, aber es ist keine richtige Kommunikation.

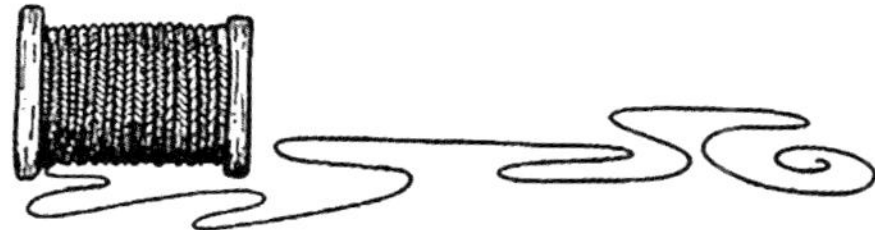

Die Beobachtungen von Frau Rosenthal lassen sich wie folgt zusammenfassen:

- Die Gelegenheiten für soziale Kommunikation sind bei Frau Arndt gering und Interaktionen finden in der Regel während der Durchführung pflegerischer Aufgaben statt.
- Soziale Interaktionen sind auf die Besuche der Tochter beschränkt.
- Die von Frau Arndt produzierten Geräusche werden in Gesellschaft ihrer Tochter lauter.
- Für Frau Rosenthal ist dies keine „richtige“ Kommunikation.

5.3.3
Schritt 3: Ermittlung des Kommunikationsrepertoires

Wie in **Kapitel 4** beschrieben, geht es im nächsten Schritt darum, das Kommunikationsrepertoire Ihres Partners zu ermitteln. Zu diesem Zweck führen Sie eine „normale“ Interaktion durch und notieren Ihre Beobachtungen zu jeder Kategorie des Fragebogens „Grundelemente der Kommunikation“. Wir arbeiten in unserem Trainingsprogramm mit Video-Aufzeichnungen, damit die Gruppe das Geschehen gemeinsam beobachten und diskutieren kann.

Als Managerin des Sonnenberg-Pflegeheims hat Frau Rosenthal wenig Erfahrung mit praktischer Pflegearbeit und daher wusste sie nicht so genau, wie eine normale Interaktion aussieht. Deshalb hielt sie es für das Beste, einfach in das Zimmer von Frau Arndt zu gehen und abzuwarten, was passiert. Der Verlauf der ersten Interaktion zwischen Frau Arndt und Frau Rosenthal ist nachfolgend beschrieben.

Als Frau Rosenthal das Zimmer betrat, lag Frau Arndt in ihrem Bett, dessen Seitenteile abgepolstert waren. Sie lag, gestützt von zwei Kissen, auf der Seite und hatte die Augen geöffnet. Frau Rosenthal sagte „Hallo“ und Frau Arndt gab „ihr“ schrilles Geräusch von sich und starrte Frau Rosenthal an. Frau Arndt machte in Abständen ihr Geräusch und schaute Frau Rosenthal fortwährend an. Frau Arndts Verhalten als Reaktion auf Frau Rosenthals Begrüßung – ihr Geräusch und ihr intensiver Blickkontakt – legt nahe, dass sie mit Frau Rosenthal interagieren wollte.

Doch nach relativ kurzer Zeit (ca. 30 Sekunden) verstummte Frau Arndt während der Interaktion und schloss bald danach die Augen. Frau Rosenthal zog aus diesem Verhalten den Schluss, dass Frau Arndt nicht weiter mit ihr kommunizieren wollte. Doch ein paar Sekunden später öffnete Frau Arndt ihre Augen wieder und produzierte ihr schrilles Geräusch, wobei sie ein erstauntes Gesicht machte. Frau Rosenthal sprach weiter mit Frau Arndt, ging auf die Tageszeit ein, indem sie Fragen stellte wie: „Haben Sie schon gesehen, wie das Wetter heute ist?“ und „Es ist nicht sehr schön, oder?“ Frau Rosenthal fand, selbst wenn Frau Arndt nicht in der Lage war, verbal zu antworten, könnte sie doch wenigstens nicken oder den Kopf schütteln und auf diese Art „ja“ oder „nein“ sagen, falls sie die Fragen überhaupt verstanden hatte, aber sie tat nichts dergleichen. Frau Arndt starrte Frau Rosenthal weiter an und begann etwa eine Minute später, auf ihrem Daumen zu kauen. Frau Arndts Tochter hatte dieses Verhalten zuvor schon einmal als ein Zeichen von Langeweile interpretiert, mit dem ihre Mutter sich Trost verschaffte (Coia & Jardine Handley, 2008). Nach ein paar Sekunden schloss Frau Arndt die Augen und kaute kurze Zeit weiter auf ihrem Daumen. Dann nahm sie den Daumen aus dem Mund und machte ihre Augen nicht mehr auf, solange Frau Rosenthal anwesend war. Frau Rosenthal sprach weiter mit ihr, aber *Frau Arndt machte ihre Augen nicht auf, bewegte sich nicht und produzierte auch keine Geräusche*, solange Frau Rosenthal im Raum war.

Die ganze Interaktion dauerte knapp eine Minute, vorgesehen waren fünf. Der Austausch hat gezeigt, dass Frau Arndt zu Beginn der Sitzung zwar auf die verbale Kontaktaufnahme reagiert, Frau Rosenthals verbale Ansprache die Aufmerksamkeit von Frau Arndt jedoch nicht zu fesseln vermochte. Die Sitzung bestätigt die Aussagen der Mitarbeiter, dass es schwierig ist, mit Frau Arndt zu kommunizieren, was einfache Aktivitäten des täglichen Lebens anbelangt. Doch Frau Arndt zeigt auch Verhaltensweisen, etwa das schrille Geräusch und das Daumenkauen, die nach Ansicht ihrer Tochter eine kommunikative Funktion haben. Auf genau solche Verhaltensweisen setzt die AI, wenn es darum geht, eine Beziehung aufzubauen. Nachfolgend hat Frau Rosenthal für die beschriebene Interaktion den Fragebogen „Grundelemente der Kommunikation" ausgefüllt (**Tab. 5-3**).

Tabelle 5-3: Das Kommunikationsrepertoire von Frau Arndt

Grundelemente der Kommunikation	
1. Blickkontakt	Frau Arndt hat anfangs Blickkontakt zu mir aufgenommen und sich auch ein wenig im Zimmer umgeschaut, doch nach einigen Minuten hat sie die Augen wieder geschlossen und sie während meiner Anwesenheit nicht mehr aufgemacht.
2. Gesichtsausdruck	Ich würde sagen, dass der Gesichtsausdruck von Frau Arndt die meiste Zeit neutral war. Doch einmal wirkte sie überrascht, da bin ich mir sicher. Sie hat weder gelächelt noch die Stirn gerunzelt.
3. Sprache/Sprachlaute	Frau Arndt hat während des Besuchs keine Wörter benutzt.
4. Geräusche	Frau Arndt hat anfangs ziemlich oft das bekannte schrille Geräusch von sich gegeben, aber dann wurde es weniger und hörte vollständig auf, als sie die Augen schloss.
5. Körperkontakt	Es gab keinen Körperkontakt zwischen Frau Arndt und mir. Eine Hand hatte sie unter der Bettdecke und den Daumen der anderen Hand hatte sie meistens im Mund. Ich hatte nicht den Eindruck, dass sie von mir berührt werden wollte.
6. Gesten	Frau Arndt hat mehrmals auf ihrem Daumen gekaut. Ihre Tochter hat mir gesagt, sie halte dieses Verhalten ihrer Mutter für ein Zeichen von Langeweile. Das kann durchaus sein, denn kurz darauf schloss Frau Arndt die Augen und schlief ein.
7. Nachahmung	Sie hat keine meiner Verhaltensweisen nachgeahmt.
8. Körperhaltung	Frau Arndt lag die meiste Zeit, in der ich anwesend war, auf der Seite mit dem Gesicht zum Fenster. Doch als sie die Augen schloss, hat sie ihren Kopf unter die Bettdecke gesteckt.
9. Emotionen	Ich habe bei Frau Arndt keine Gefühlsäußerungen wahrgenommen und weiß auch nicht, wie sie sich gefühlt hat. Doch wie bereits gesagt, glaubt ihre Tochter, dass sie auf ihrem Daumen kaut, wenn sie sich langweilt.
10. Rollentausch	Bei dem Video habe ich keinen Rollentausch bemerkt, aber ich kann mich irren.

Wie aus dem Fragebogen von Frau Rosenthal hervorgeht, hat sie bei Frau Arndt einige Verhaltensweisen mit kommunikativer Funktion festgestellt und sie versucht nun, das Kommunikationsrepertoire oder die „Sprache" von Frau Arndt zu erfassen. Des Weiteren sucht sie nach Kommunikationsmustern und bemüht sich, diesen eine Bedeutung zuzuordnen. Das mag in diesem frühen Stadium vielleicht nicht nach einer großen Leistung aussehen, aber das ist es definitiv. Dieses Stadium des AI-Prozesses ist von großer Bedeutung, nicht nur weil wir die Sprache des Kommunikationspartners lernen, sondern auch, weil wir anfangen, ihn anders wahrzunehmen. Frau Rosenthal nimmt Frau Arndt jetzt als soziales Wesen wahr, als eine Person, die in der Lage ist, zu interagieren und dies auch tut. Am wichtigsten ist vielleicht die Tatsache, dass Frau Rosenthal Frau Arndt als eine Person wahrnimmt, die interagieren *will*.

Frau Rosenthal wartete gespannt darauf, den anderen Trainingsteilnehmern und Trainingsleiterinnen berichten zu können, weil es sie so begeisterte, was sie entdeckt hatte. Mehr noch, sie wollte ihnen sagen, dass sie tatsächlich anfing, Frau Arndt anders wahrzunehmen, nämlich als sozial handelnde Person. In der Trainingssitzung schilderten alle ihre Erfahrungen und die Videos sämtlicher Trainingsteilnehmer wurden angeschaut und diskutiert. Die Kursteilnehmer äußerten übereinstimmend, dass sie anfangs Schwierigkeiten hatten, bei ihren Kommunikationspartnern kommunikatives Verhalten zu entdecken, weil sie Kommunikation automatisch mit Sprache gleichsetzten. Beim Anschauen der Videos hatten sie Gelegenheit, die Interaktionen zu kommentieren und auf Verhaltensweisen einzugehen, die nicht unmittelbar einleuchteten. Die Trainingsteilnehmer wurden gebeten, eine bestimmte Verhaltensweise ihrer Kommunikationspartner zu benennen, die nach ihrer Ansicht eine kommunikative Funktion hat, und zu versuchen, diese Verhaltensweise bei der nächsten Interaktion mit der Person zu wiederholen. Für Frau Rosenthal war dieses Verhalten das von Frau Arndt produzierte Geräusch. Sie gab aber vor der Gruppe auch zu, es sei ihr unangenehm und peinlich, Frau Arndts Geräusch nachzuahmen, denn es könnte ja sein, dass Frau Arndt sich verletzt fühlt und dass ihre Kollegen denken, sie sei „nicht ganz bei Trost" oder dass es ihr nicht gelingt, zu Frau Arndt Kontakt aufzunehmen. Wir haben schon in den vorigen Kapiteln erwähnt, dass neue Trainingsteilnehmer häufig solche Gefühle haben und dass es anfangs völlig normal ist, so zu empfinden. Die Trainingsleiterin erörterte mit der Gruppe diese Gefühle und gab Beispiele aus dem Alltag, die zeigten, dass wir Ähnliches tun, ohne auch nur ansatzweise darüber nachzudenken.

5.3.4 Schritt 4: Kontaktaufnahme

In Schritt 4 geht es darum, Kontakt aufzunehmen. Dabei werden bei früheren Interaktionen beobachtete Verhaltensweisen oder sprachliche Elemente des Interaktionspartners verwendet (Caldwell, 2005; Caldwell & Horwood, 2007). Wie das obige Beispiel von Frau Rosenthal zeigt, tun sich die meisten anfangs schwer, die Verhaltensweisen des Kommunikationspartners zu wiederholen. Doch gestärkt durch den Zuspruch der Trainingsleiterin und die Ermutigung der anderen Trainingsteilnehmer gab Frau Rosenthal ihr Bestes.

Etwas angespannt betrat Frau Rosenthal das Zimmer von Frau Arndt. Doch ihre Nervosität verwandelte sich beim Anblick ihrer Kommunikationspartnerin in Besorgnis. Frau Arndt lag eingepackt in ihren Decken im Bett und starrte aus dem Fenster. Es tat Frau Rosenthal leid, dass Frau Arndt wieder einmal alleine war und sich offensichtlich langweilte! Frau Rosenthal zog einen Stuhl nah an Frau Arndts Bett und setzte sich zu ihr. Sobald Frau Arndt Frau Rosenthal sah, nahm sie Blickkontakt zu ihr auf und gab ihr Geräusch von sich. Frau Rosenthal reagierte darauf und versuchte, Frau Arndts Geräusch nachzuahmen. Frau Rosenthal glaubte, ein Lächeln in Frau Arndts Gesicht wahrzunehmen, aber ganz sicher war sie nicht. Frau Arndt nahm Blickkontakt zu Frau Rosenthal auf und brach ihn nicht ab, während sie ihren Daumen zum Mund führte, um darauf zu kauen. Frau Rosenthal tat das Gleiche, woraufhin Frau Arndt ein sehr sanftes und tiefes Geräusch von sich gab, wobei sie Frau Rosenthal weiterhin anblickte. Die beiden setzten das Ganze einige Sekunden fort und dann nahm Frau Arndt ihren Daumen aus dem Mund und produzierte ihr Geräusch. Frau Rosenthal wiederholte es und beide Kommunikationspartner produzierten etwa zehn Sekunden lang abwechselnd das Geräusch. Anschließend steckte Frau Arndt ihren Daumen wieder in den Mund und erneut wurde diese Verhaltensweise ein paar Sekunden lang im Wechsel fortgeführt.

Dann folgte etwas völlig anderes. Frau Arndt fuhr mit dem Daumen rund um ihre Lippen und blickte Frau Rosenthal dabei die ganze Zeit an. Frau Arndt sah zu, wie Frau Rosenthal das Gleiche tat, kaute wieder einige Sekunden auf ihrem Daumen, wandte dann ihren Blick von Frau Rosenthal ab und richtete ihn nach unten auf ihre Bettdecke. Damit hatte Frau Rosenthal nicht gerechnet, denn sie hatte den Eindruck, Frau Arndt sei intensiv mit ihr beschäftigt. Nach einigen Sekunden hatte Frau Rosenthal das Gefühl, sie müsse etwas tun, um die Interaktion in Gang zu halten und sie produzierte erneut Frau Arndts Geräusch. Frau Arndt hob die Augenbrauen, blickte Frau Rosenthal sofort an, machte ebenfalls ihr Geräusch und lachte! Es war wie ein Spiel und das kleine, von Frau Rosenthal unerwartet produzierte Element (die erneute Wiederholung von Frau Arndts Geräusch) hatte Frau Arndts Interesse wieder geweckt. Frau Rosenthal hätte nie gedacht, dass etwas, das so trivial und unbedeutend ist, sie so stolz und glücklich machen könnte!

Beide Kommunikationspartner produzierten abwechselnd Frau Arndts Geräusch, mal laut und mal leise. Sie hielten die ganze Zeit Blickkontakt. Dann schaute Frau Arndt wieder auf das Bett, schwieg erneut und vergrub dieses Mal ihr Gesicht in der Bettdecke. Frau Rosenthal dachte daran, was das letzte Mal in dieser Situation passiert war und produzierte erneut das typische Geräusch, woraufhin Frau Arndt ihren Kopf hob, Frau Rosenthal anblickte und ebenfalls ihr Geräusch machte. Frau Rosenthal war einerseits begeistert, aber sie hatte auch ein ungutes Gefühl, weil das Ganze wie ein Versteckspiel wirkte, das man mit Kleinkindern spielt. War es richtig, Frau Arndt, eine erwachsene Frau, so zu behandeln? War es ihrem Alter angemessen? Doch dann sagte sich Frau Rosenthal, dass Frau Arndt bei dieser Interaktion den Ton angab und dass sie es in der Hand hatte, die Interaktion abzubrechen oder fortzusetzen. Wenn es für beide Kommunikationspartner in Ordnung war, auf humorvolle Art Kontakt aufzunehmen, spielte dann die Frage nach dem Alter überhaupt eine Rolle? Beide produzierten weiter im Wechsel das Geräusch; dieses Mal blickte Frau Arndt wieder auf das Bett. Dann steckte sie erneut ihren Daumen in den Mund und als Frau Rosenthal das Gleiche tat, blickte Frau Arndt sie nochmals an. Wieder erfolgte ein Wechsel, dieses Mal waren Daumenkauen und Geräuschemachen jedoch anders kombiniert. Frau Arndt wurde allmählich still und schloss ihre Augen. Sie kuschelte sich in ihre Bettdecke und Frau Rosenthal dachte schon, sie sei eingeschlafen. Doch jetzt war es Frau Arndt, die Frau Rosenthal überraschte! Frau Arndt öffnete schnell ihre Augen, gab ihr Geräusch laut von sich und brachte Frau Rosenthal zum Lachen. Beide wechselten sich ab mit Blickkontakt, Daumenkauen und Geräuschemachen in unterschiedlichen Kombinationen, bis Frau Arndt irgendwann wirklich einschlief und die Sitzung endgültig beendete.

Wie der Fragebogen (**Tab. 5-4**) zeigt, ist Frau Rosenthal während der Sitzung immer sicherer geworden. Sie hat kommunikative Verhaltensweisen bei Frau Arndt entdeckt, die sie früher so nie wahrgenommen hat, und ihre Einstellung gegenüber einer der Verhaltensweisen von Frau Arndt, das Daumenkauen, hat sich gewandelt. Frau Rosenthals anfängliche Bedenken wegen des AI-Prozesses verwandelten sich in Überraschung, Neugier und Stolz auf das Ergebnis. Sie wollte unbedingt weiter mit Frau Arndt arbeiten und herausfinden, wie viel sie gemeinsam noch erreichen konnten. Frau Rosenthal war klar, dass Frau Arndt nie mehr in der Lage sein würde, verbal zu kommunizieren. Aber das musste sie auch nicht, sie hatte ihre *eigene* Sprache, und es war an Frau Rosenthal, diese zu lernen.

Tabelle 5-4: Kontaktaufnahme zu Frau Arndt

Grundelemente der Kommunikation	
1. Blickkontakt	Dieses Mal hatten wir häufig Blickkontakt. Frau Arndt hat mehrmals nach unten auf ihr Bett geschaut, aber immer wieder Blickkontakt zu mir aufgenommen.
2. Gesichtsausdruck	Ich bin mir ziemlich sicher, dass Frau Arndt mich einmal angelächelt hat und ich glaube auch, mehrmals Überraschung in ihrem Gesicht wahrgenommen zu haben.
3. Sprache/Sprachlaute	Ich habe nicht gehört, dass Frau Arndt gesprochen hat.
4. Geräusche	Frau Arndt hat „ihr" Geräusch während der Sitzung häufig von sich gegeben, in unterschiedlicher Lautstärke. Manchmal war es sehr laut und durchdringend, manchmal leise und gedämpft.
5. Körperkontakt	Es gab keinen Körperkontakt zwischen mir und Frau Arndt.
6. Gesten	Frau Arndt hat während der Sitzung mehrmals auf ihrem Daumen gekaut. Ich bin zu der Ansicht gelangt, dass dies kein Zeichen von Langeweile ist, wie ihre Tochter meint, sondern ein anderes Element der Sprache, die sie verwendet, um mit anderen in Kontakt zu treten. Zudem hat sie eine „neue" Geste benutzt, die ich vorher noch nie bei ihr gesehen habe: Sie hat den Daumen rund um ihre Lippen geführt.
7. Nachahmung	Frau Arndt hat mich in dieser Sitzung nachgeahmt, ich konnte es kaum glauben! Wenn sie schwieg, habe ich ein paar Sekunden gewartet und dann wieder ihr Geräusch produziert. Daraufhin hat sie mich angeschaut und ihr Geräusch demonstrativ wiederholt.
8. Körperhaltung	Frau Arndt hat während der Sitzung ihre Position nicht verändert. Sie lag auf der Seite und hat mehrmals ihre Hand unter der Bettdecke hervorgeholt, um ihren Daumen zum Mund zu führen.
9. Emotionen	Ich glaube, ich habe gesehen, dass Frau Arndt einmal gelächelt hat. Sie war auch mehrmals überrascht, wenn ich unerwartet ihr Geräusch gemacht habe. Meiner Meinung nach hat die Interaktion sie insgesamt interessiert und ermutig und sie hat zu keiner Zeit unglücklich oder aufgebracht gewirkt.
10. Rollentausch	Dieses Mal hat es regen Austausch gegeben! Wir haben uns häufig beim Geräuschemachen und Daumenkauen abgewechselt. Meiner Meinung nach konnte ich den Rollentausch zeitlich besser abstimmen, um Überschneidungen mit ihr zu vermeiden.

5.3.5 Schritt 5: Vertiefung der Beziehung

In der letzten Trainingswoche hatten die Trainingsteilnehmer sehr viel Übung in der Anwendung der AI bei ihren Kommunikationspartnern. Sie dehnten die Sitzungen mit ihren Partnern weiter aus und wurden so kontinuierlich besser und sicherer. Nachfolgend wird eine der letzten Interaktionen zwischen Frau Rosenthal und Frau Arndt wiedergegeben, die im Rahmen des Trainings stattfand.

Frau Rosenthal plante zehn Minuten ein, um in Frau Arndts Zimmer zu gehen und eine Sitzung durchführen, in deren Verlauf sie Frau Arndts verbale und nonverbale Verhaltensweisen beobachten und nachahmen wollte. Sollte Frau Arndt ein Geräusch von sich geben, würde Frau Rosenthal versuchen, es auf exakt die gleiche Art nachzuahmen oder dessen Rhythmus wiederzugeben, beispielsweise durch Klopfen auf das Seitenteil des Bettes. Frau Rosenthal ging es darum, Frau Arndts Kommunikationsrepertoire besser kennenzulernen und auf eine Art und Weise nachzuahmen, die Frau Arndt verstehen konnte.

Zu Beginn der Sitzung lag Frau Arndt in ihrem Bett mit den abgepolsterten Seitenteilen. Gestützt von zwei Kissen lag sie auf der Seite und schlummerte. Ein paar Sekunden später öffnete sie die Augen, suchte Blickkontakt zu Frau Rosenthal und gab „ihr" schrilles Geräusch von sich. Frau Rosenthal wiederholte es sofort auf exakt die gleiche Art. Dann wiederholte Frau Arndt das Geräusch erneut und anschließend wurden die Rollen noch zwei Mal getauscht. Wie in der vorigen Sitzung reagierte Frau Arndt prompt auf die Äußerung von Frau Rosenthal: sie schaute sie an und machte ihr schrilles Geräusch. Doch in dieser Sitzung sprach Frau Rosenthal nicht weiter mit ihr, sondern passte ihre Antwort an die von Frau Arndt an, sodass sich gleich zu Beginn ein kurzer „Dialog" zwischen den beiden entwickelte.

Nach etwa einer halben Minute änderte sich der Dialog, denn Frau Arndt steckte ihren Daumen in den Mund und begann, darauf zu kauen, wobei sie Frau Rosenthal die ganze Zeit anblickte. Frau Rosenthal antwortete, indem sie ebenfalls auf ihrem Daumen kaute. Daraufhin nahm Frau Arndt ihren Daumen aus dem Mund und gab ihr schrilles Geräusch von sich. Frau Rosenthal nahm ihren Daumen ebenfalls aus dem Mund und wiederholte das von Frau Arndt produzierte Geräusch. Anschließend steckte Frau Arndt ihren Daumen wieder in den Mund und Frau Rosenthal folgte ihrem Beispiel. Bei diesem Austausch gab Frau Arndt den Ton an: Sie führte ein neues Verhalten (Daumenkauen) ein, kehrte dann zu dem vorigen Verhalten (schrilles Geräusch) und schließlich zu dem Daumenkauen zurück, wobei sie Frau Rosenthal die ganze Zeit fixierte.

Frau Rosenthal reagierte auf jede Verhaltensweise von Frau Arndt und passte ihr Verhalten an das von Frau Arndt an.

Jetzt versuchte Frau Rosenthal, den Dialog zu verändern. Sie nahm ihren Daumen aus dem Mund und produzierte Frau Arndts schrilles Geräusch. Frau Arndt nahm ebenfalls ihren Daumen aus dem Mund und wiederholte das Geräusch. Der Austausch wurde ca. 20 Sekunden fortgesetzt. Dieser Teil des Dialogs war zu Ende, als Frau Arndt erneut auf ihrem Daumen kaute. Im Verlauf dieses Austausches wiederholte Frau Rosenthal eine von Frau Arndts anderen Verhaltensweisen (das schrille Geräusch), woraufhin Frau Arndt ihr Verhalten an das von Frau Rosenthal anpasste.

Etwa eineinhalb Minuten später versuchte Frau Rosenthal, die Interaktion zu verändern und ein neues Element einzuführen. Sie ahmte den Rhythmus, in dem Frau Arndt auf ihrem Daumen kaute, durch Klopfen auf das Seitenteil des Bettes nach. Frau Arndt kaute weiter auf ihrem Daumen und fixierte sie. Nach einigen Sekunden nahm sie ihren Daumen aus dem Mund und produzierte ihr schrilles Geräusch. Frau Rosenthal hörte auf zu klopfen und wiederholte das Geräusch. Abwechselnd wiederholten sie das Geräusch so lange, bis Frau Rosenthal erneut auf das Bett klopfte. Frau Arndt hörte auf, nahm ihren Daumen wieder in den Mund und beobachtete, wie Frau Rosenthals Finger auf das Bett klopften. Anschließend nahm sie ihren Daumen aus dem Mund und produzierte erneut ihr schrilles Geräusch. Nach weiteren zwei Minuten steckte Frau Arndt ihren Daumen in den Mund und nahm ihn sofort wieder heraus, als sie sah, dass Frau Rosenthal ihrem Beispiel folgte. Anschließend produzierten Frau Arndt und Frau Rosenthal abwechselnd ihr Geräusch.

In der Phase, in der Frau Rosenthal das neue Element (rhythmisches Klopfen) einführte, war keine Veränderung im Verhalten von Frau Arndt erkennbar. Sie kaute weiter auf ihrem Daumen und fixierte Frau Rosenthal. Doch als Frau Rosenthal weiter klopfte, hörte Frau Arndt auf zu kauen, gab ihr schrilles Geräusch von sich und nahm während der ganzen Sitzung ihren Daumen nicht mehr in den Mund. Der Rollentausch legt nahe, dass Frau Arndt die Einführung einer ihrer anderen Verhaltensweisen (Daumenkauen) weniger beeindruckte als die Anpassung an ihr Verhalten. Doch ihr Interesse an der Interaktion war noch nicht erloschen, denn sie schaute Frau Rosenthal weiter an und wiederholte schließlich eine frühere Verhaltensweise (das schrille Geräusch).

Frau Arndt und Frau Rosenthal setzten den Dialog in Form des schrillen Geräusches ca. zweieinhalb Minuten fort. Dann zeigte Frau Arndt ein neues Verhalten. Sie hob ihren Kopf aus den Kissen und brachte ihn näher an Frau Rosenthals Hand, die auf der Seite des Bettes lag. Frau Arndt rieb ihre Stirn an Frau Rosenthals Hand und Frau Rosenthal strich über ihr Haar. Frau Rosenthal versuchte, eine der früheren Verhaltensweisen von Frau Arndt zu wiederholen, das Daumenkauen und das daran angepasste rhythmische Klopfen. Wieder hob Frau Arndt ihren Kopf, rieb ihre Stirn an Frau Rosenthals Hand und schloss dann ihre Augen. Frau Rosenthal produzierte daraufhin Frau Arndts Geräusch, Frau Arndt wiederholte es und dann fanden noch einige Wechsel statt. Frau Arndt hielt ihre Augen während dieses Teils der Interaktion fast eine Minute geschlossen.

Diese Phase der Sitzung war insofern bemerkenswert, da Frau Arndt das Element Berührung in die Interaktion einführte. Bevor Frau Arndt diesen dritten Kommunikationskanal wählte, hatte der Dialog aus den Elementen Geräusche und Blickkontakte bestanden. Frau Rosenthal hatte Frau Arndt zwar über den Kopf gestrichen, doch anders als bei dem Geräusch zögerte sie, dieses Verhalten nachzuahmen. Sie hatte Bedenken, Frau Arndt auf die gleiche Art zu berühren, weil sie Zweifel hatte, ob es in Ordnung war.

Nachdem sie im Wechsel Geräusche produziert hatten, rieb Frau Arndt zum dritten Mal ihre Stirn an Frau Rosenthals Hand. Frau Rosenthal war klar, dass Frau Arndt über diese Berührung Kontakt zu ihr aufnehmen wollte. Sie beugte sich vor und rieb ihren Kopf an dem von Frau Arndt. In diesem Moment öffnete Frau Arndt ihre Augen, machte ein erstauntes Gesicht und gab das schrille Geräusch von sich. Der Dialog entwickelte sich zu einem spontanen Spiel, bei dem die Kommunikationspartner abwechselnd ihre Köpfe aneinanderrieben und das Geräusch produzierten. In dieser Phase lachte Frau Arndt mehrmals, wenn ihr Kopf und der von Frau Rosenthal sich berührten. Dies ist der vielleicht spannendste Teil der Interaktion, weil Frau Arndt dabei am meistens Kontrolle über die Situation hatte und sehr lebendig war. Es war offensichtlich, dass Frau Arndt Frau Rosenthal näherkommen und sie berühren wollte. Zuerst bemerkte Frau Rosenthal dies nicht und versuchte, auf die bekannten Strategien der Interaktion zurückzugreifen. Doch sobald Frau Rosenthal erkannt hatte, dass Frau Arndt etwas Neues probierte, bekam die Interaktion eine neue Dynamik. Nachdem Frau Rosenthal Frau Arndts Kopf berührt hatte, wurde ihre Kommunikation spielerischer. Geräusche wechselten mit Berührungen ab und es wurde dabei häufig gelacht. Frau Rosenthal hatte das Gefühl, dass es in dieser Phase der Interaktion zu einer echten Verbindung zwischen ihr und Frau Arndt kam. Es wurde gelächelt und gelacht und sie waren sich körperlich und emotional nah. Das war ein erhebendes Gefühl!

Als etwa sieben Minuten verstrichen waren, wurde Frau Arndt immer stiller und machte ihre Augen zu. Sie blieb in diesem Zustand bis Frau Rosenthal ein wenig später ihren Kopf berührte, woraufhin sie ihr Geräusch von sich gab und ihre Augen öffnete, als Frau Rosenthal das Geräusch wiederholte. Frau Arndt und Frau Rosenthal produzierten erneut im Wechsel Frau Arndts Geräusch und beide lachten mehrmals. Als etwa neun Minuten verstrichen waren, wurde Frau Arndt noch stiller und schloss einige Sekunden später die Augen. Frau Rosenthal sagte sich, es könnte ihr entgangen sein, dass Frau Arndt die Interaktion an diesem Punkt beenden wollte. Frau Rosenthal versuchte, die Interaktion in Gang zu halten und Frau Arndt machte eine Weile begeistert mit, schloss ihre Augen kurze Zeit später aber wieder. Das Schließen der Augen beendete die Interaktion endgültig. Es ist ein weiteres Element des Kommunikationsrepertoires von Frau Arndt. Der Fragebogen in **Tabelle 5-5** bezieht sich auf die Grundelemente der Kommunikation bei der Interaktion zwischen Frau Rosenthal und Frau Arndt.

Tabelle 5-5: Vertiefung der Beziehung zu Frau Arndt

Grundelemente der Kommunikation	
1. Blickkontakt	Frau Arndt hat mich während der ganzen Interaktion angeblickt.
2. Gesichtsausdruck	Frau Arndt hat während der Interaktion häufig gelächelt. Einige Male hat sie auch ein überraschtes Gesicht gemacht.
3. Sprache/Sprachlaute	Ich habe nicht gehört, dass sie gesprochen hat.
4. Geräusche	Frau Arndt hat sehr oft ihr Geräusch produziert – in unterschiedlicher Lautstärke. Als Berührung ins Spiel kam, wurde es lauter.
5. Körperkontakt	Dieses Mal hatten Frau Arndt und ich häufig Körperkontakt! Ich brauchte einige Zeit, bis ich begriff, dass sie dies wollte und bis ich so weit war, dasselbe bei ihr zu tun.
6. Gesten	Frau Arndt hat einige Male auf ihrem Daumen gekaut, aber ich glaube, das eigentlich Bemerkenswerte war, dass sie ihren Kopf meiner Hand genähert und ihn an ihr gerieben hat. Dies hat mir gezeigt, dass sie auf Berührung aus war.
7. Nachahmung	Frau Arndt hat mich während dieser Sitzung sehr häufig nachgeahmt. Sie hat Geräusche, Lachen, Lächeln, Berührungen wiederholt – also sehr vieles!
8. Körperhaltung	Frau Arndt lag anfangs auf der Seite, hat ihren Körper aber mehrmals aufgerichtet, damit wir unsere Köpfe aneinanderreiben konnten.
9. Emotionen	Ich glaube, ich habe Frau Arndt noch nie so glücklich gesehen! Sie war die ganze Zeit sehr vergnügt.
10. Rollentausch	Wir haben uns wieder häufig abgewechselt, ich glaube häufiger noch als beim letzten Mal. Wir haben im Wechsel ihr Geräusch gemacht, uns berührt, gelächelt und gelacht.

5.4 Gruppendiskussion

Am letzten Tag des Trainings trafen sich die Trainingsteilnehmer und die Trainingsleiterinnen zu einer Gruppendiskussion. Es ging um den Ablauf des Kurses und die Einschätzung des Trainings. In dem Teil der Diskussion, der nun folgt, geht es um Frau Rosenthal.

Trainerin: Frau Rosenthal, wie war das Training für Sie?

Frau Rosenthal: Ich glaube, ich habe sehr davon profitiert, ich persönlich und auch die Mitglieder des Teams im Sonnenberg-Pflegeheim.

Trainerin: Ok, sehr schön. Können Sie das näher erläutern?

Frau Rosenthal: Was mich persönlich betrifft, habe ich jetzt eine andere Einstellung gegenüber Kommunikation als früher. Mir ist klar geworden, dass nonverbale Kommunikation genauso wichtig, wenn nicht wichtiger ist als Sprache, besonders für Menschen mit Demenz. Ich habe gelernt, dass Menschen mit fortgeschrittener Demenz immer noch fähig sind, zu kommunizieren, wir müssen nur ihre individuelle Sprache lernen. Alle Mitglieder des Teams haben ihre Ansichten und Erwartungen verändert und das ist eine großartige Leistung.

Trainerin: Fantastisch. Ist Ihnen das schwergefallen?

Frau Rosenthal: Am Anfang ja. Doch um ehrlich zu sein, das hatte mehr mit mir selbst zu tun, als mit der Technik an sich. Das Ganze war mir ein wenig peinlich und mir kamen Zweifel. Ich habe mich gefragt, ob diese Art der Kommunikation für Menschen mit Demenz nicht entwürdigend ist. Doch sobald ich spürte, dass eine Verbindung zwischen mir und Frau Arndt entstand, war alles vergessen. Wir haben wirklich „etwas erreicht“, ohne auch nur ein Wort miteinander zu sprechen!

Trainerin: Hervorragend - gut gemacht! Hatten Sie zu irgendeinem Zeitpunkt das Gefühl, dass es nicht funktioniert?

Frau Rosenthal: Ich habe mich mehr als einmal gefragt, ob ich alles richtig mache. Einige Sitzungen „liefen besser“ als andere. In diesen Sitzungen haben Frau Arndt und ich viele Verhaltensweisen zusammen ausprobiert und ich hätte sehr viel Zeit darauf verwenden können, den „Grundelemente“-Fragebogen auszufüllen. In den Sitzungen, die nicht so gut liefen, war Frau Arndt ziemlich passiv. Wir haben nicht so viel zusammen gemacht und ich musste mir sehr viel Mühe geben, etwas zu finden, was ich aufschreiben konnte. In diesen Sitzungen fühlte ich mich gezwungen, Dinge zu tun, die bei Frau

Arndt in früheren Sitzungen stets funktioniert haben, nur um ihr eine Reaktion zu entlocken.

Trainer: Das ist ein ganz wichtiger Punkt, Frau Rosenthal. Wie haben Sie diese Gefühle überwunden?

Frau Rosenthal: Ich habe mir gesagt, dass der Ansatz schließlich *Adaptive* Interaktion heißt. Es ist an uns, uns an unsere Kommunikationspartner und ihr momentanes Befinden anzupassen. Wie wir alle sind auch Menschen mit Demenz manchmal deprimiert, müde oder wollen ganz einfach in Ruhe gelassen werden. Am nächsten Tag sind sie dann wieder guter Dinge und ganz versessen darauf, zu interagieren. Daher ist es absolut wichtig, dass wir die Situation, die wir vorfinden, als gegeben hinnehmen.

Trainerin: Was gedenken Sie an Frau Arndts Pflege zu ändern, nachdem Sie die Adaptive Interaktion kennengelernt haben?

Frau Rosenthal: Wir werden die Adaptive Interaktion bei ihr anwenden, wenn sie sich im Tagesraum aufhält. Es könnte durchaus sein, dass sich an der Art und Weise, wie sie ihr Geräusch einsetzt, etwas ändert. Oder wir könnten Musik spielen, die sie mag, denn nach Aussagen ihrer Tochter ist sie dann entspannt. Vor allem aber werden wir die AI während ihrer Körperpflege anwenden, um ihr das Gefühl zu vermitteln, dass sie in Sicherheit ist und man ihr zuhört.

Trainerin: Sehr gut! Was ist für Sie das Wichtigste, was Sie gelernt haben?

Frau Rosenthal: Am wichtigsten war für mich die Erkenntnis, dass nonverbales Verhalten tatsächlich Kommunikation *ist*. Immer wenn ich sah, wie Frau Arndt und ihre Tochter sich an den Händen hielten und zusammen lachten, war mir das noch nicht klar. Doch es *ist* Kommunikation – mehr noch als das, es ist *Verbundenheit in Zweisamkeit* [engl. „connection“, Anm. d. Lek.].

5.5 Zusammenfassung

Frau Arndts Geschichte hat gezeigt, dass sie buchstäblich nach menschlicher Interaktion mit anderen schrie. Sie wurde ignoriert und weggesperrt, weil sie dieses „schreckliche“ Geräusch von sich gab, das lediglich Ausdruck ihres Wunsches war, umarmt oder angelächelt zu werden. Die Betreuungspersonen im Sonnenberg-Pflegeheim können die Lautstärke von Frau Arndts Geräusch jetzt verringern, indem sie es wiederholen und dabei jedes Mal leiser werden. Gewöhnlich ahmt Frau Arndt dies nach und dann nimmt die Lautstärke des Geräusches ab und aus dem Lärm wird ein Flüstern. Dies bedeutet für Frau Arndt, sie kann im Tagesraum bleiben, wo die Musik, die gespielt wird, jetzt eher dem Geschmack ihrer Generation entspricht als früher. Frau Arndt summt mit, auch wenn sie dabei nicht immer den richtigen Ton trifft – aber immerhin ist es *ihre* Sprache.

6 I'm Looking Through You – Frau Lehmann und ihre Geschichte

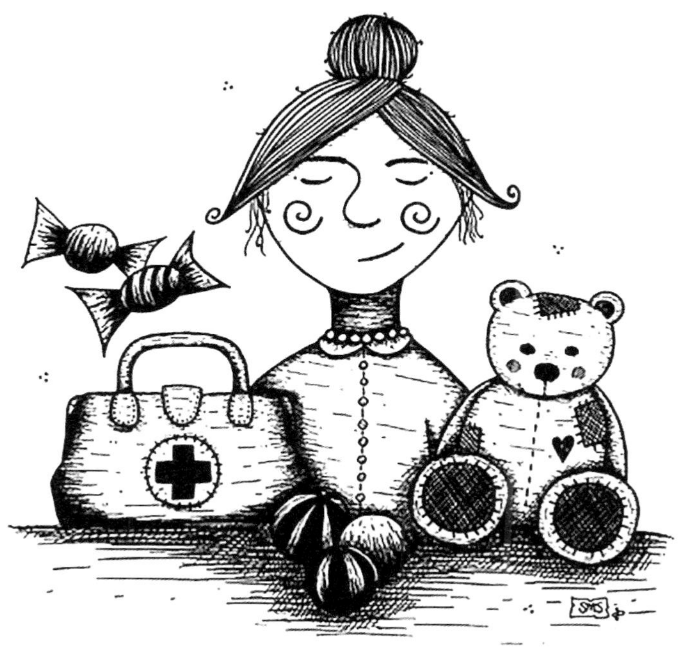

6.1 Frau Lehmann

Frau Lehmann ist 66 Jahre alt und lebt seit sieben Jahren im Sonnenberg-Pflegeheim. Als sie 55 war, wurde bei ihr eine früh einsetzende Demenz diagnostiziert. Frau Lehmann hat eine Tochter namens Angela, zu der sie ein sehr enges Verhältnis hat. Ihr Ehemann heißt Martin. Er unterstützt sie sehr und ist sichtlich um sie und ihr Wohlergehen bemüht.

Frau Lehmann war Kinderkrankenpflegerin. Die ersten Anzeichen der Demenz traten zutage, als sie begann, bei der Arbeit Fehler zu machen. Die stets resolute Kinderkrankenpflegerin war zunehmend unsicher und in sich gekehrt. Meistens versuchte sie, mit einem Scherz und einem Lachen über ihre Fehler hinwegzugehen und ließ den Gedanken, dass etwas nicht stimmte, gar nicht erst aufkommen. In dem verzweifelten Versuch, ihr Gesicht zu wahren, lastete Frau Lehmann ihre Fehler den Kollegen an, die darüber sehr verärgert waren und anfingen, sie zu meiden, wo immer es ging. Frau Lehmann ging abends nicht mehr ihren Kollegen aus und gesellte sich auch in den Kaffeepausen nicht mehr zu ihnen. Es war ihr peinlich, was mit ihr passierte und sie wollte ihren Status und ihre Freundschaften nicht verlieren, aber es wurde ihr zu viel, alles unter Kontrolle zu halten. Das Ganze kam heraus, als ihre Tochter Angela von ihrer einjährigen Auszeit zurückkehrte und feststellte, dass das Verhalten ihrer Mutter sich deutlich verändert hatte. Sie vergaß Termine, wusste mitten im Satz oft nicht mehr weiter und machte sich beim Einkaufen in die Hose. Die Tochter vereinbarte einen Arzttermin und begleitete ihre Mutter dorthin. Kurze Zeit später wurde bei Frau Lehmann eine früh einsetzende Demenz diagnostiziert.

Elf Jahre später spricht Frau Lehmann nicht mehr und scheint auch ansonsten nicht zu kommunizieren. Sie hat einen stahlharten Blick, den sie für Menschen zu reservieren scheint, die sie nicht besonders mag. Doch das wechselt, denn an einem Tag ist es der Arzt, am nächsten die Putzfrau oder eine Nachbarin, die zu Besuch kommt – niemand weiß, wann die Stimmung bei ihr umschlägt. Die Pflegepersonen versuchen nach Möglichkeit, Frau Lehmann zu meiden, denn sie schätzen ihr Verhalten als unberechenbar und feindselig ein, speziell bei der Körperpflege, wo sie meistens völlig außer sich gerät. In solchen Situationen schlägt sie oft nach ihnen und schiebt sie weg, wenn sie ihr beim Toilettengang oder Duschen helfen wollen. Weder die Pflegepersonen noch die Familienangehörigen kennen den Grund und die Pflegepersonen fürchten diese Aktivitäten, weil sie wissen, dass Frau Lehmann dann unter großen Druck gerät.

Frau Lehmann hat großes Glück, weil ihre Familienangehörigen sich sehr um sie kümmern. Sie wird häufig von ihnen besucht und ist selten allein. Martin, der sich als Ehemann und nicht als „Betreuer" versteht, beeilt sich, jeden sofort zu verbessern, der diesen Unterschied ignoriert. Für ihn ist seine Frau nicht mehr der Mensch, der sie einmal war und er hat Angst, dass er sie für immer verloren hat. Doch er steht dem Versuch, wieder in Kontakt mit ihr zu treten, positiv gegenüber.

Versetzen wir uns kurz in die Situation von Frau Lehmann und überlegen, wie sie ihre Umgebung wahrnimmt.

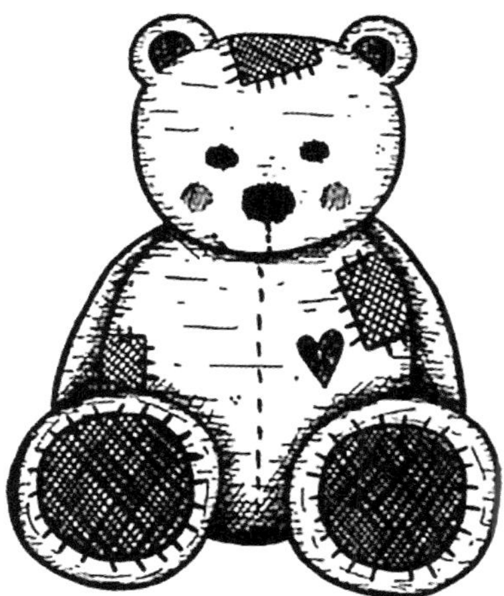

Frau Lehmann und ihre Wahrnehmung der Situation

Frau Lehmann fühlt sich unwohl. Sie ist fest eingepackt in ihrem Bett und hat überall Schmerzen. Sie kann nicht richtig sehen und hören, was in ihrer Nähe geschieht und sie späht in die Ferne, um zu erkennen, was oder wer sich dort befindet. Sie nimmt Formen und Geräusche wahr, kann sie aber nicht zuordnen. Sie kann sich nur ein wenig bewegen, sonst setzen die Schmerzen in ihrem Körper wieder ein. Sie weiß nicht, wo sie ist und erkennt nicht, was sie sieht oder hört. Es ist, als wäre sie eigentlich gar nicht da. Es „passieren" Dinge mit ihrem Körper – sie wird herumgedreht und in diese und in jene Richtung bewegt. Frau Lehmann versteht dies alles nicht und versucht nach Kräften, sich dagegen zu wehren. Sie sehnt sich danach, dass irgendetwas einen Sinn für sie ergibt und weint aus Verzweiflung.

Wie mag Frau Lehmann sich in der Situation fühlen:

- **verängstigt**, weil sie nicht weiß, wo sie ist und was in ihrer Umgebung geschieht;
- **verärgert**, weil sie zu ihrer Situation so viele Fragen hat, die sie weder verbal noch gedanklich formulieren kann;
- **isoliert**, weil sie sich nach Gesellschaft sehnt und danach, dass die Welt einen Sinn für sie ergibt;
- **besorgt**, weil ihr Körper schmerzt?

6.2 Herr Nowak

Herr Nowak ist 23 Jahre alt und arbeitet erst seit ein paar Monaten im Sonnenberg-Pflegeheim. Er hat noch nie in einer Pflegeumgebung gearbeitet und ist immer noch ziemlich nervös. Er tut sich noch schwer mit seiner neuen Rolle und ist unsicher, wie er sich in bestimmten Situationen verhalten soll. Aber er bemüht sich, einen guten Job zu machen und sein Wissen zu erweitern.

Herr Nowak und seine Wahrnehmung der Situation

Frau Lehmann macht nie einen glücklichen Eindruck. Herr Nowak hat sie noch nie lächeln sehen und sie runzelt sehr häufig die Stirn. Sie verzieht ihr Gesicht und ist bekannt dafür, dass sie Leute, die ihr Zimmer betreten, wütend anschaut. Die Mitarbeiter haben Angst vor ihr, denn während der Körperpflege schlägt sie nach ihnen und einige von ihnen hat sie sogar schon verletzt. Als Herr Nowak seine Arbeit im Sonnenberg-Pflegeheim begann, wurde er vor Frau Lehmann gewarnt und man riet ihm, „hineinzugehen und das Zimmer schnell wieder zu verlassen“. Als er dies zum ersten Mal tat und Frau Lehmann allein in ihrem Zimmer zurückließ, hörte er sie weinen, als er über den Flur ging.

Wie mag Herr Nowak sich in dieser Situation fühlen:

- **skeptisch**, weil die Kollegen ihn gewarnt haben, was Frau Lehmanns Verhalten anbelangt;
- **ängstlich**, weil Frau Lehmann nach ihm schlägt, wenn er ihr beim Wechseln der Kleidung hilft;
- **verwirrt**, weil er nicht versteht, warum Frau Lehmann sich so verhält;
- **hilflos**, weil er nicht weiß, wie er sich Frau Lehmann gegenüber verhalten soll oder wie er ihr ein Gefühl der Sicherheit vermitteln kann?

Denkpause: Die neue Kollegin

Stellen Sie sich vor, an Ihrem Arbeitsplatz wurde eine Stelle neu besetzt. Da Sie einige Wochen im Urlaub waren, kennen Sie die neue Kollegin noch nicht. Sie sind ein wenig skeptisch, denn während Ihrer Abwesenheit haben Ihre Freunde am Arbeitsplatz Sie per Textnachrichten über die neue Kollegin Hannah informiert, von der sie anscheinend nicht besonders viel halten. Sie bemängeln, dass sie wortkarg und launisch ist und die Kaffeepausen nicht mit ihnen verbringt. Sie finden sie distanziert und glauben, dass sie nicht zu ihnen passt. Nach Ihrem Urlaub gehen Sie früher zur Arbeit, um sich möglichst gut auf den Tag vorzubereiten und treffen auf Ihre neue Kollegin Hannah, die schon an ihrem Schreibtisch sitzt und arbeitet.

Was geht Ihnen durch den Kopf? Glauben Sie den Berichten Ihrer Freunde, denken Sie vielleicht, dass sie extra früh zur Arbeit gekommen ist, um ihren Kollegen nicht zu begegnen? Schließlich gilt sie als unfreundlich. Sie empfinden Hannah jedoch als eine ausgesprochen nette Frau, die Ihnen anvertraut, dass sie Probleme hat, mit ihrer neuen Rolle zurechtzukommen. Zudem wirkt sie sehr scheu und fürchtet sich davor, sich einer neuen Gruppe anzuschließen. Mittlerweile ist Ihnen klar, weshalb Ihre Kollegen einen so schlechten Eindruck von Hannah haben. Sie haben sie völlig falsch eingeschätzt.

6.3 Training: Adaptive Interaktion

Ihr Ehemann Martin und ihre Tochter Angela wollten, dass Frau Lehmann am AI-Training im Sonnenberg-Pflegeheim teilnimmt, denn sie hatten gehört, dass es mithilfe dieses Ansatzes gelingen könnte, mit ihr zu kommunizieren. Herr Nowak wurde als ihr Kommunikationspartner ausgewählt, weil er in der letzten Zeit häufig mit ihr gearbeitet hat. Er würde gerne mehr lernen und sieht das AI-Training als Chance, seine Fähigkeiten zu erweitern.

6.3.1 Schritt 1: Frau Lehmann kennenlernen

Als Herr Nowak das Training zusammen mit Frau Winkler und Frau Rosenthal begann, war er ein wenig skeptisch. Er war nicht sicher, ob AI für Frau Lehmann „das Richtige" war, weil sie sich oft so feindselig verhielt. Dennoch war er begeistert von der Aussicht, etwas Neues zu lernen, eine Strategie, die ihm helfen würde, leichter Kontakt zu den Menschen aufzunehmen, die er betreute. Herr Nowaks erste Aufgabe im Rahmen des Trainings war das Ausfüllen des Kennenlern-Fragebogens. Er merkte, dass er sehr wenig über Frau Lehmann wusste und beschloss, mit Martin und Angela über den Fragebogen zu sprechen, wenn sie das nächste Mal zu Besuch kamen (**Tab. 6-1**).

Herrn Nowaks Antworten zeigen, dass er sich schwer tut, mit Frau Lehmann zu interagieren. Allerdings haben ihn die Äußerungen und Warnungen seiner Kollegen verleitet, sich bereits eine Meinung über Frau Lehmann zu bilden, noch bevor er sie überhaupt kennengelernt hatte.

6.3.2 Schritt 2: Die Kommunikationsumgebung

In Schritt 2 sollte Herr Nowak mithilfe des Fragebogens zur Kommunikationsumgebung Frau Lehmanns Gelegenheiten für soziale Interaktionen überprüfen. Herr Nowak beobachtete einige Tage, wann wer mit Frau Lehmann interagierte und um welche Art der Kommunikation es sich handelte. Um sich und den anderen Trainingsteilnehmern dies zu ermöglichen, hatte Herr Nowak am Ende seiner Schicht Zeit für Notizen eingeplant. Es folgt Herrn Nowaks Einschätzung der Kommunikationsumgebung von Frau Lehmann (**Tab. 6-2**).

Tabelle 6-1: Frau Lehmann kennenlernen

Die Person kennenlernen	
Wie viele Informationen haben Sie über die Person, z. B. früherer Beruf, Anzahl der Kinder, Hobbys?	Frau Lehmann ist verheiratet mit Martin und hat eine Tochter namens Angela. Frau Lehmann war Kinderkrankenpflegerin und hatte eine ziemlich hohe Position. Sie war beliebt bei ihren Kollegen und hatte einen großen Freundeskreis. Sie ging gerne mit ihren Freunden aus und war bekannt für ihre Kaufsucht!
Was wissen Sie über das Leben der Person vor ihrer Krankheit?	Frau Lehmann hatte Probleme bei der Arbeit, die darauf hindeuteten, dass etwas nicht stimmte. Nach der Diagnose ging es mit ihr schnell bergab und jetzt spricht sie nicht mehr und kann sich aus eigener Kraft nicht mehr fortbewegen.
Welche Vorlieben und Abneigungen hat die Person?	Frau Lehmann mag ihre Mahlzeiten und isst alles gerne, was ihr angeboten wird. Besonders bevorzugt sie Süßigkeiten! Herr Lehmann hat immer einen Vorrat an Schokolade in ihrem Zimmer. Die essen sie gemeinsam, während er ihr etwas erzählt. Ein schöner Anblick.
Was stört die Kommunikation mit der Person?	Es ist schwierig, mit Frau Lehmann überhaupt zu kommunizieren, weil sie immer so wütend ist. Sie schlägt nach uns und weint bei der Körperpflege. Ich habe regelrecht Angst vor ihr.

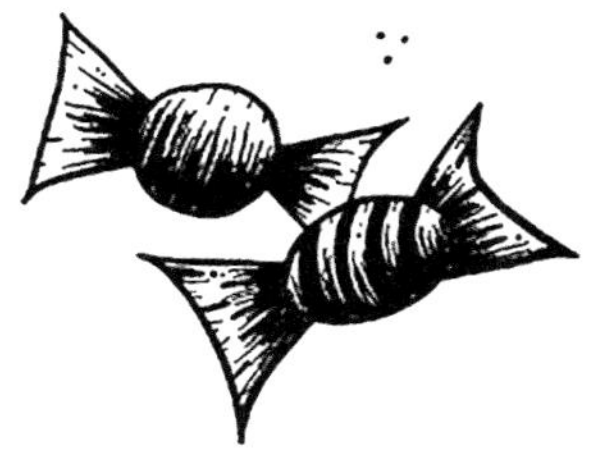

Wie der von Herrn Nowak ausgefüllte Fragebogen zeigt, haben während des zweitägigen Beobachtungszeitraums relativ viele Menschen mit Frau Lehmann interagiert: etwa sieben Pflegepersonen und ein Familienangehöriger. Die Beobachtung ergab, dass die Mitarbeiter meistens „im Trupp" das Zimmer von Frau Lehmann betreten, weil sie stets mit gewalttätigem Verhalten rechnen müssen. Sie arbeiten schnell und beschränken ihre Interaktionen auf ein Minimum. Wenn ihr Ehemann Martin Frau Lehmann besucht, ist die Situation viel entspannter. Es geht nicht so hektisch zu und auch wenn Herr Nowak nicht weiß, ob man hier tatsächlich von einer sozialen Interaktion sprechen kann, ist er sich sicher, dass Frau Lehmann die Situation sehr genießt.

Tabelle 6-2: Frau Lehmann und ihre Kommunikationsumgebung

Die Kommunikationsumgebung	
Wie oft interagieren andere mit der Person an einem ganz normalen Tag?	Ich habe beobachtet, dass in den letzten beiden Tagen sieben Mitarbeiter mit Frau Lehmann gesprochen haben. Die meisten dieser Interaktionen fanden im Rahmen pflegerischer Aufgaben statt. Es gehen immer drei Personen zu ihr ins Zimmer, da man stets damit rechnen muss, dass sie um sich schlägt. Eine Person hat gesungen, als sie Frau Lehmann in ihrem Rollstuhl ins Speisezimmer gefahren hat, aber ich glaube nicht, dass sie Frau Lehmann etwas vorgesungen hat. Martin hat seine Frau in den letzten beiden Tagen zweimal besucht. Er hat mit ihr geredet und ihre Hand gehalten.
Welche „Art" der Kommunikation kommt am häufigsten vor? „Funktionale" (aufgabenorientierte) oder „soziale"?	Die Kommunikation war überwiegend funktional. Die Mitarbeiter versorgen Frau Lehmann gewöhnlich so schnell wie möglich, weil ihr Verhalten und ihre Aktivitäten ihnen Angst machen. Martin kennt seine Frau so nicht und er ist immer froh, sie zu sehen. Ich habe beobachtet, dass er ihr übers Haar gestrichen und ihr Schokolade gegeben hat. Sie hat nicht gelächelt, wirkte aber zufriedener als sonst. Ich weiß nicht, ob ich dies als soziale Interaktion bezeichnen soll, da nur Martin etwas dazu beigetragen hat.

6.3.3 Schritt 3: Ermittlung des Kommunikationsrepertoires

Bei diesem Schritt hat Herr Nowak die Aufgabe, Frau Lehmanns Kommunikationsrepertoire zu ermitteln. Um dies zu tun, muss er während einer „normalen" Interaktion mit der Person mit Demenz für jede einzelne Kategorie des Fragebogens „Grundelemente der Kommunikation" seine Beobachtungen notieren. Herr Nowak hatte keine Ahnung, wie eine Interaktion mit Frau Lehmann während einer „normalen" Sitzung aussehen sollte, weil er bislang immer nur beobachtet hatte, dass schnell und funktional gearbeitet wurde und der soziale Aspekt so gut wie keine Rolle spielte. In der kurzen Zeit, in der er Frau Lehmann betreut, hatte er nur erlebt, dass seine Kollegen das Zimmer betraten und es so schnell wie möglich wieder verließen, ohne sich um soziale Interaktionen zu kümmern.

Herrn Nowak hatte der Umgang mit Frau Lehmann noch nie gefallen und er wollte lernen, wie er ihr näherkommen konnte, anstatt sie zu meiden. Er kam auf die Idee, eine Zeitschrift mitzunehmen und sich diese mit ihr zusammen anzuschauen. Da er von Frau Lehmanns Ehemann Martin wusste, dass sie sich früher leidenschaftlich gerne Kleidung gekauft hatte, hoffte er, mit einer Modezeitschrift ihr Interesse zu wecken. Die erste Interaktion zwischen Frau Lehmann und Herrn Nowak ist in dem Fragebogen (**Tab. 6-3**, S. 126) weiter unten dargestellt.

Frau Lehmann saß mit geschlossenen Augen aufrecht in einem Sessel. Herr Nowak wünschte ihr mit lauter Stimme einen guten Morgen, um sie dazu zu bewegen, ihre Augen zu öffnen, aber sie rührte sich nicht. Er berührte sie leicht an der Schulter und sprach sie erneut mit ihrem Namen an. Frau Lehmann bewegte ihren Mund ein wenig, öffnete ihre Augen aber immer noch nicht. Die Umgebung war ziemlich laut: Summer waren zu hören, andere Betreuungspersonen unterhielten sich in der Nähe und das Radio lief. Herr Nowak versuchte erneut, Frau Lehmanns Aufmerksamkeit zu erlangen und berührte leicht ihr Kinn. Sofort verzog sie ihr Gesicht, öffnete ihre Augen aber immer noch nicht. Herr Nowak fragte sich, ob es ihm gelingen würde, Frau Lehmann zu einer Reaktion zu bewegen – es war doch offensichtlich, dass sie *nichts* zu tun hatte. Er sprach sie noch einmal mit ihrem Namen an, sie öffnete die Augen ein wenig, schaute nach unten und schloss sie sofort wieder. Herr Nowak griff nach der Zeitschrift. Er hatte das Gefühl, auf der Stelle zu treten und wollte etwas tun, um die Interaktion in Gang zu bringen. Er begann, in der Zeitschrift zu blättern und zeigte auf berühmte Persönlichkeiten und modi-

sche Dinge. Einmal öffnete Frau Lehmann kurz die Augen, starrte ihn an und schloss sie dann wieder.
Herr Nowak blätterte weiter durch die Zeitschrift und erzählte, was auf den Seiten zu sehen war, doch Frau Lehmann hielt ihre Augen weiterhin geschlossen. Herr Nowak merkte, dass er mit der Zeitschrift nicht wirklich vorankam und legte sie zurück auf den Tisch. Er berührte Frau Lehmann leicht am Unterarm und fragte sie, ob Martin heute schon bei ihr war. Keine Reaktion. „Ist Ihr Bett heute schon gemacht worden?" Keine Reaktion. „Was gibt es heue Mittag zu essen?" Immer noch keine Reaktion. So ging es bis zum Ende der Sitzung weiter. Herr Nowak stellte Frau Lehmann eine Frage, sie öffnete manchmal die Augen und schloss sie dann sofort wieder. Herr Nowak war entmutigt. Er hatte gehofft, Frau Lehmann irgendeine Reaktion entlocken zu können, eine andere als geschlossene Augen.

Wie die Interaktion zwischen Herrn Nowak und Frau Lehmann verrät, will Herr Nowak unbedingt eine Möglichkeit finden, die ihm hilft, zu Frau Lehmann durchzudringen und sie zu einer Reaktion zu bewegen. Herr Nowak versuchte auf unterschiedliche Art, mit Frau Lehmann zu interagieren, doch nichts hat „funktioniert". Allerdings hat er es meistens auf verbale Art versucht und ihr Fragen gestellt. Frau Lehmann hat jedoch die ganze Zeit nicht reagiert und ihr Gesicht blieb ausdruckslos. Herr Nowak hat versucht, weiter mit Frau Lehmann zu reden, um das Schweigen zu überspielen. Er hatte gehofft, Frau Lehmann eine Reaktion entlocken zu können, wenn er ihr die Zeitschrift zeigt, doch sie hat kaum die Augen geöffnet, geschweige denn einen Blick darauf geworfen. Herr Nowak hat Frau Lehmann mehrmals berührt, um ihre Aufmerksamkeit zu erlangen, musste jedoch feststellen, dass seine Bemühungen entweder ignoriert oder mit einem finsteren Blick quittiert wurden. In dem nachfolgenden Fragebogen gibt Herr Nowak einen Überblick über seine Beobachtungen während der Interaktion.

Schaut man sich den Fragebogen über die erste Interaktion zwischen Herrn Nowak und Frau Lehmann an, lässt sich Herrn Nowaks Enttäuschung gut nachvollziehen. Er konnte an Frau Lehmanns Verhalten absolut nichts entdecken, das man als Kommunikation bezeichnen konnte. Abgesehen davon hatte er das Gefühl, dass sie nicht mit ihm kommunizieren wollte. Herrn Nowak war der Gedanke an die Sitzung, in der diese Interaktion in Anwesenheit der anderen Trainingsteilnehmer besprochen wurde, unangenehm, weil er der Meinung war, dass er bei Frau Lehmann absolut nichts erreicht hatte. Als er und die anderen Trainingsteilnehmer sich mit den Trainingsleiterinnen trafen, war Herr Nowak nicht gerade erpicht darauf, die Interaktion zwischen ihm und Frau Lehmann zu diskutieren. Frau Rosenthal und Frau

Tabelle 6-3: Das Kommunikationsrepertoire von Frau Lehmann

Grundelemente der Kommunikation	
1. Blickkontakt	Frau Lehmann hielt ihre Augen die meiste Zeit der Sitzung geschlossen. Nur ab und zu hat sie sie geöffnet und dann entweder zur anderen Seite des Zimmers geschaut oder mich angestarrt.
2. Gesichtsausdruck	Ich hatte Schwierigkeiten, bei Frau Lehmann irgendeinen Gesichtsausdruck zu erkennen, aber ich glaube, ihr Gesichtsausdruck war die meiste Zeit neutral. Nur als ich sie berührte, hat sie ihr Gesicht verzogen und mich mehrmals wütend angestarrt.
3. Sprache/ Sprachlaute	Sie hat nie gesprochen.
4. Geräusche	Sie hat auch keine Geräusche von sich gegeben, sondern war sehr ruhig.
5. Körperkontakt	Ich habe versucht, eine Interaktion in Gang zu bringen und sie dabei mehrmals berührt. Darüber hinaus hat kein Körperkontakt stattgefunden.
6. Gesten	Ich habe keine Gesten wahrgenommen.
7. Nachahmung	Frau Lehmann hat keine meiner Aktivitäten nachgeahmt.
8. Körperhaltung	Sie saß in einem Sessel und ich saß links neben ihr. Ihr Blick war nach vorne gerichtet.
9. Emotionen	Die einzige Emotion, die ich beobachten konnte, war Ärger oder Verdruss. Ich hatte das Gefühl, dass meine Anwesenheit unerwünscht war.
10. Rollentausch	Ich konnte nichts dergleichen feststellen.

Winkler sowie die anderen Trainingsteilnehmer hatten offenbar mehr Erfolg bei ihren Kommunikationspartnern und Herr Nowak hatte den Eindruck, dass all seine Bemühungen ins Leere liefen. Schlimmer noch, er fühlte sich als Versager, weil es ihm nicht gelungen war, Kontakt zu Frau Lehmann aufzunehmen.

Die Gruppe schaute sich gemeinsam Herrn Nowaks Video an, während er beschämt das Geschehen verfolgte. Doch seine Kollegen und die Trainingsleiterinnen sahen die Interaktion weniger kritisch als er. Sie meinten, Frau Lehmanns Augen seien die meiste Zeit zwar geschlossen gewesen, aber immerhin habe sie sie auch mehrmals geöffnet, einmal als er sie mit ihrem Namen ansprach. Es war zwar nur für einen kurzen Moment, aber sie hat reagiert. Den Trainingsteilnehmern fiel auch auf, dass Frau Lehmann ihren Mund häufig bewegte und sie schlugen vor, damit beim nächsten Mal zu arbeiten. Eine der

Trainingsteilnehmerinnen meinte, Frau Lehmann sei vielleicht deshalb zurückgeschreckt, weil Herrn Nowaks Berührung sie erschreckt hat. Sie hatte ihre Augen zu dem Zeitpunkt geschlossen, sodass sie auf seine Berührung nicht vorbereitet war. Die Trainingsleiterin fügte hinzu, man könne mit Berührungen bei Frau Lehmann vielleicht mehr erreichen, wenn sie ihre Augen geöffnet hat.

Zum Schluss erwähnte die Trainingsleiterin noch Frau Lehmanns ablehnende Reaktion auf Herrn Nowaks Beschreibung des Zeitschrifteninhalts. Sie öffnete mehrmals kurz die Augen und starrte ihn wütend an. Die Trainingsteilnehmer diskutierten darüber, ob sie das Geräusch der Sprache an sich nicht mochte oder ob es die Tatsache war, dass sie Herrn Nowak wegen der Hintergrundgeräusche nicht richtig verstehen konnte. Als dritter Grund wurde genannt, dass sie einfach nur schlafen wollte. Es kamen mehrere Gründe infrage und die Gruppe riet Herrn Nowak, lieber zu warten, bis Frau Lehmann richtig wach war, bevor er den Versuch unternahm, mit ihr zu interagieren.

Später erzählte Herr Nowak Frau Lehmanns Ehemann Martin, wie er die Sitzung empfunden hatte. Martin war überhaupt nicht enttäuscht. Er wusste, dass es für Herrn Nowak nicht leicht sein würde, Kontakt zu seiner Frau aufzunehmen, weil er gesehen hatte, wie schwierig es für die Mitarbeiter war, mit ihr zu interagieren. Es tat ihm leid, dass sie Angst vor seiner Frau hatten und ihm war bewusst, dass sie sie nach Möglichkeit mieden. Deshalb war er wirklich froh, dass es außer ihm und seiner Tochter Angela noch jemanden gab, der versuchte, nur seiner Frau zuliebe mit ihr zu interagieren.

6.3.4 Schritt 4: Kontaktaufnahme

Am nächsten Morgen war Herr Nowak gespannt auf die nächste Interaktion mit Frau Lehmann, denn er wollte einige Vorschläge der Trainingsteilnehmer ausprobieren. Nachdem er gesehen hatte, was Frau Rosenthal und Frau Winkler und die anderen Trainingsteilnehmer erlebt haben, sah er seine erste Interaktion mit Frau Lehmann in einem positiveren Licht. Vor der Gruppensitzung dachte er, alle anderen hätten mit ihren Partnern interagiert und nur er sei ein Versager. Doch nachdem er die anderen Videos gesehen hatte, wurde ihm klar, dass es zunächst lediglich darum ging, herauszufinden, wie die Menschen mit Demenz sich während der Interaktion verhielten. Er sah, dass auch die anderen Trainingsteilnehmer mit ihren Partnern sprachen und dass einige, genau wie er, etwas mitgebracht hatten, das sie ihrem Interaktionspartner zeigen wollten.

An den Diskussionen und Auseinandersetzungen mit der Gruppe hatte ihm am meisten gefallen, dass das Verhalten der Menschen mit Demenz im Mittelpunkt stand. Herrn Nowak faszinierte nicht nur deren unterschiedliches Verhalten, sondern auch das unterschiedliche Verhalten der anderen Trainingsteilnehmer. Er wollte einen erneuten Versuch mit Frau Lehmann wagen und hoffte, dass er die Möglichkeit hatte, die Bewegungen, die sie mit ihrem Mund machte, nachzuahmen.

Als Herr Nowak zu Frau Lehmann ging, überzeugte er sich, dass sie bequem in ihrem Rollstuhl saß und sagte ihr dann, dass er mit ihr lieber in einen ruhigeren Raum gehen würde. Er hatte sich dazu entschlossen, weil er am Tag zuvor beim Anschauen des Videos erschrocken festgestellt hatte, wie laut die Umgebung war. Er hielt es durchaus für möglich, dass die Anmerkung, Frau Lehmann könne ihn vielleicht gar nicht verstehen, zutreffend war. Es wunderte ihn auch, dass er nicht gemerkt hatte, wie laut die Umgebung ständig ist, und falls es ihm zu Beginn seiner Tätigkeit im Sonnenberg-Pflegeheim doch aufgefallen sein sollte, hatte er sich wohl daran gewöhnt.

Sobald sie in dem ruhigen Raum angekommen waren, suchte er einen Platz für Frau Lehmanns Rollstuhl und stellte einen Stuhl so neben sie, dass er sie anschauen konnte. Er suchte Blickkontakt zu Frau Lehmann, sprach sie mit ihrem Namen an und strich sanft über ihren Arm. Sie bewegte sich ein wenig und schaute auf seine Hand, die ihren Arm berührte. „Wie geht es Ihnen?“, fragte er sie und strich wieder über ihren Arm. Sie schaute auf, blickte ihm in die Augen und dann wieder auf ihren Arm. Sie verzog ein wenig ihr Gesicht, entspannte es dann wieder und blickte Herrn Nowak schnell an. Dann schaute sie wieder auf ihren Arm, fixierte ihn drei oder vier Sekunden und wandte ihren Kopf ein wenig von ihm ab.

Herr Nowak streckte seine Hand aus, um sie erneut zu berühren, woraufhin sie ihm ihren Kopf wieder zuwandte und auf seine Hand schaute, die auf ihrem Arm lag. Er bewegte seine Hand und sie wandte ihren Kopf wieder ab. Als Herr Nowak fragte: „Hat Ihnen Ihr Frühstück geschmeckt, Frau Lehmann?“, wandte sie sich ihm wieder zu und schaute ihn schnell an. Sie fixierte ihn einige Sekunden, schaute weg und blickte ihn sofort wieder an. Es sah wie Kopfschütteln aus und Herr Nowak fragte: „War das ein ‚Nein‘?“ Frau Lehmann blickte nach unten auf Herrn Nowaks Hand und schloss ihre Augen. Mit geschlossenen Augen machte sie Kaubewegungen mit ihrem Mund. Herr Nowak versuchte, die Bewegung nachzuahmen, aber da Frau Lehmanns Augen geschlossen waren, konnte sie ihn nicht sehen. Sie wandte ihren Kopf von Herrn Nowak ab, öffnete die Augen und schaute nach unten auf ihre andere Hand. Sie bewegte ihren Kopf langsam, schaute auf ihren Arm, der nahe bei Herrn Nowak lag, und fing an, ihn zu bewegen. Während ihre Finger sich bewegten, bewegte sie erneut ihren Mund.

Als Herr Nowak fragte, ob sie müde sei, schaute Frau Lehmann ihm direkt in die Augen und bewegte ihren Mund heftiger. Abwechselnd schaute sie Herrn Nowak an, dann ihre Hand in seiner Nähe und schloss die Augen. Anschließend wandte sie ihren Kopf ab, Herr Nowak streichelte ihren Arm und sie rümpfte die Nase. Langsam wandte sie sich ihm wieder zu, schaute erst ihn an, dann ihren Arm. Sie blickte weiter nach unten auf ihren Arm und seine Hand, die daneben lag, hob dann langsam den Kopf und schaute Herrn Nowak erneut an. Dieses Mal wich sie seinem Blick nicht aus und Herr Nowak war überrascht und erfreut. Er war sicher, dass er Kontakt zu ihr aufgenommen hatte und konnte es kaum erwarten, Frau Winkler, Frau Rosenthal und den anderen Trainingsteilnehmern davon zu berichten.

Tabelle 6-4: Kontaktaufnahme zu Frau Lehmann

Grundelemente der Kommunikation	
1. Blickkontakt	Frau Lehmann hatte ihre Augen zunächst geschlossen. Als ich ihren Arm berührte, schaute sie nach unten auf meine Hand und blickte mich dann an. Bis zum Ende der Sitzung schaute sie abwechselnd in mein Gesicht, nach unten auf ihren Arm, anschließend in eine andere Richtung oder machte die Augen zu.
2. Gesichtsausdruck	Frau Lehmanns Gesichtsausdruck war überwiegend neutral, aber sie hat mehrmals die Nase gerümpft, als ich sie berührte.
3. Sprache/Sprachlaute	Frau Lehmann hat nicht gesprochen.
4. Geräusche	Sie hat keine Geräusche von sich gegeben.
5. Körperkontakt	Ich habe mehrmals ihren Arm gestreichelt.
6. Gesten	Sie hat mehrmals ihren Kopf von mir abgewandt und ihren Arm bewegt, der in meiner Nähe lag.
7. Nachahmung	Ich bin mir nicht sicher, ob sie mich nachgeahmt hat, außer am Ende der Sitzung, als sie mich direkt anschaute und ich sie.
8. Körperhaltung	Sie saß in ihrem Rollstuhl mir gegenüber.
9. Emotionen	Sie schien meine Berührungen nicht zu mögen, denn sie hat jedes Mal ihre Stirn gerunzelt oder die Nase gerümpft.
10. Rollentausch	Dieses Mal fand ein Rollentausch statt! Dass sie auf mich reagiert hat, konnte ich merken, wenn ich ihre Mundbewegungen nachgeahmt, ihren Arm berührt oder mit ihr gesprochen habe.

Wie der obige Fragebogen (**Tab. 6-4**) zeigt, hat Herr Nowak sich inzwischen Gedanken darüber gemacht, wie er auf andere Art Kontakt zu Frau Lehmann aufnehmen kann und wie er dabei vorgehen sollte. Auch wenn sie es nicht zu mögen schien, wenn er ihren Arm berührte – sie verzog ihr Gesicht oder rümpfte die Nase –, schaute sie dabei jedes Mal auf ihren Arm und seine Hand. Er bemerkte, dass sie ihren Blick immer von ihrem Arm auf seine Hand, sein Gesicht oder seinen Körper richtete und dann wegschaute. Aber ihr Blick kehrte jedes Mal wieder zu ihm zurück und zum Schluss hatten sie direkten Blickkontakt. Er war stolz und begeistert, weil er merkte, dass es gelungen war, Kontakt zu ihr aufzunehmen. Er hatte jetzt eine Möglichkeit, zu Frau Lehmann durchzudringen und diese konnte er beim nächsten Mal wieder nutzen. Doch die AI-Trainingsleiterin machte ihn darauf aufmerksam, dass Dinge oft an einem Tag „funktionieren" und am nächsten nicht mehr. Auch wenn er wisse, was passiert war, könne er nicht davon ausgehen, dass auch Frau Lehmann sich daran erinnert und deshalb müsse er bei jeder Interaktion wieder von vorne beginnen. Doch er könne dies in dem Bewusstsein tun, dass es ihm schon einmal gelungen sei, Kontakt zu ihr aufzunehmen und dass er dies jedes Mal versuchen solle. Herr Nowak machte sich dies zu eigen, sah seiner nächsten Interaktion mit Frau Lehmann erwartungsvoll entgegen und wartete gespannt darauf, was als Nächstes passieren würde.

6.3.5 Schritt 5: Vertiefung der Beziehung

Die letzte Sitzung des AI-Trainings war in greifbare Nähe gerückt und Herr Nowak hatte sich vorgenommen, vorher noch viel mit Frau Lehmann zu üben. Er wusste, dass die Trainingsteilnehmer den Ansatz bei ihren Kommunikationspartnern einsetzen würden und er wollte einen maßgeblichen Anteil daran haben, diesen im Sonnenberg-Pflegeheim zu verbreiten. Nachfolgend wird die letzte Trainingssitzung zwischen Frau Lehmann und Herrn Nowak beschrieben.

Dieses Mal versicherte sich Herr Nowak vor der Sitzung, dass Frau Lehmann aufrecht saß. Er hatte eine Kollegin gebeten, gemeinsam mit ihm zu überprüfen, ob sie es in dem gepolsterten Sessel in ihrem Zimmer bequem hatte. Als er ihr Zimmer betrat, war sie still. Er sagte „Hallo" und zog, sodass sie es sehen konnte, einen Sessel neben ihren. Er setzte sich in seinen Sessel, lächelte Frau Lehmann an und berührte mit seinem kleinen Finger sanft ihren Arm. Während er dies tat, sagte er „Hallo" und sofort runzelte sie die Stirn und zog ihren Arm weg (**Tab. 6-5**). Nach einigen Sekunden bewegte Frau Lehmann ihren Arm wie-

Tabelle 6-5: Vertiefung der Beziehung zu Frau Lehmann

Grundelemente der Kommunikation	
1. Blickkontakt	Frau Lehmann ließ ihren Blick mehrmals zwischen ihren Händen und meiner Hand hin und her wandern. Sie nahm mehrmals kurz Blickkontakt zu mir auf, aber die meiste Zeit schaute sie auf meine Hand oder auf ihre oder hatte ihre Augen geschlossen.
2. Gesichts-ausdruck	Frau Lehmanns Gesichtsausdruck war die meiste Zeit neutral. Als ich ihren Arm berührte, runzelte sie zuerst die Stirn, aber danach nicht mehr.
3. Sprache/ Sprachlaute	Sie hat nicht gesprochen. Ich denke, Sprache spielt für Frau Lehmann keine Rolle.
4. Geräusche	Ich konnte hören, wie sie atmete, als ich ihren Arm gestreichelt habe.
5. Körperkontakt	Ich habe sanft ihren Arm gestreichelt und nach und nach hat sie ihn mir immer länger überlassen.
6. Gesten	Frau Lehmann hat meine Hand weggeschoben, als ich ihren Arm zu Beginn der Interaktion berührte. Ich lerne immer noch dazu!
7. Nachahmung	Dieses Mal gab es viele Nachahmungen. Einige Male habe ich die Bewegungen ihrer Hand wiederholt und einige Male war es umgekehrt.
8. Körperhaltung	Ich habe mich vor der Sitzung vergewissert, dass Frau Lehmann aufrecht im Sessel sitzt, denn in dieser Position scheint sie besonders aufmerksam zu sein.
9. Emotionen	Möglicherweise hat es ihr nicht gefallen, als ich ihren Arm das erste Mal berührt habe, doch später war sie ganz zufrieden, als ich sie streichelte, während sie ihre Finger bewegte.
10. Rollentausch	Dieses Mal war der Rollentausch intensiv. Es gab einen regen Austausch bei den Bewegungen der Hände.

der in die Richtung von Herrn Nowak. Er bewegte auch seine Hand und streichelte erneut sehr sanft ihren Arm. Sie zog den Arm an ihren Körper und schaute nach unten auf seine Hand. Frau Lehmann begann nun, ihren Mund auf die gleiche Art und Weise zu bewegen, wie sie es schon einmal getan hatte und Herr Nowak klopfte im gleichen Rhythmus leicht auf die Lehne ihres Sessels. Frau Lehmann beobachtete konzentriert Herrn Nowaks Hand und er hörte, wie sie atmete, während sie die Bewegung seiner Hand beobachtete. Sie drehte ihren Kopf ein wenig und ließ ihre Augen zwischen seiner Hand und ihrem Schoß hin und her wandern. Ganz langsam fing sie an, ihre Finger zu bewegen und Herr

Nowak passte seine Handbewegung an ihre an. Nach ein paar Sekunden zog sie ihren Arm erneut zu sich und legte ihn über ihre Brust.

Anschließend legte Frau Lehmann ihre Hand in den Schoß und begann, den Stoff ihres Rocks zusammenzudrücken, womit sie nachdrücklich eine neue Phase der Interaktion einleitete. Herr Nowak reagierte sofort und machte auf der anderen Seite die gleichen Bewegungen, aber nicht direkt auf ihrem Rock, sondern etwas darüber. Frau Lehmann schaute auf ihre Hand, dann auf die von Herrn Nowak und ließ ihren Blick einige Minuten hin und her wandern. Ganz kurz und nur wenige Male schaute sie hoch und nahm Blickkontakt zu Herrn Nowak auf. Sie ließ ihren Blick weiter zwischen seiner Hand, ihrer Hand und seinem Gesicht hin und her wandern. Er bewegte seine Hand, um ihren Arm zu streicheln, aber dieses Mal rückte sie ein wenig von ihm ab und bewegte sich dann wieder in seine Richtung. Er streichelte weiter sanft ihren Arm, sie zog ihn nicht weg und begann, ihre Finger zu bewegen.

Dies setzte sich etwa eine Minute fort, dann hob Frau Lehmann ihren Arm und legte ihn sofort wieder ab. Sie bewegte ihre Finger und ihren Mund, während Herr Novak weiter sanft ihren Arm streichelte. Sie zog ihren Arm weg und bewegte ihren Mund heftiger. Herr Nowak tat das Gleiche, wobei er ihr die ganze Zeit ins Gesicht schaute. Nach etwa 30 Sekunden hob sie langsam ihre Hand und legte sie auf seine. Danach beendete Frau Lehmann die Interaktion: Sie schloss die Augen und bewegte ihre Hand nicht mehr. Nachdem Herr Nowak sich vergewissert hatte, dass sie eingeschlafen war, verließ er das Zimmer und strahlte über das ganze Gesicht.

6.4 Gruppendiskussion

Herr Nowak freute sich darauf, allen von der letzten Interaktion mit Frau Lehmann zu berichten und sah der abschließenden Besprechung in der letzten Sitzung erwartungsvoll entgegen. Die Trainingsteilnehmer diskutierten lebhaft darüber, was sie bei sich und ihren Kommunikationspartnern beobachtet hatten. Herr Nowak war stolz auf sich und auf Frau Lehmann. Sie hatten gemeinsam einiges erreicht. In dem Teil der Diskussion, der nun folgt, geht es um Herrn Nowak.

Trainingsleiterin: Herr Nowak, wie war das Training für Sie?
Herr Nowak: Am Anfang dachte ich, ich mache einen ziemlich lausigen Job.

Trainingsleiterin: Aber nein! Wieso das denn?

Herr Nowak: Ich habe wirklich gedacht, ich hab es nicht drauf und die anderen sind mir um Längen voraus, was die Ergebnisse mit ihren Kommunikationspartnern angeht. Wie Sie wissen, mache ich diese Arbeit noch nicht lange und ich denke immer, dass ich vieles falsch mache!

Trainingsleiterin: Was hat sich denn jetzt für Sie geändert?

Herr Nowak: Es ist mir gelungen, auf eine Art mit Frau Lehmann zu interagieren, die ihr offenbar gefallen hat. Am Anfang hatte ich den Eindruck, dass sie überhaupt nichts mit mir zu tun haben wollte. Doch ich habe herausgefunden, dass sie mich näher an sich heranlässt, wenn ich anfangs eine gewisse Distanz wahre. Sie brauchte einfach ein bisschen Zeit, um sich einzugewöhnen, speziell wenn es um Körperkontakt geht.

Trainingsleiterin: Sehr gut! Es sagt eine Menge über Sie aus, dass Sie bereit waren, weiter zu machen. Wann hatten Sie das Gefühl, dass Ihnen der Durchbruch gelungen ist?

Herr Nowak: Ich habe eine Veränderung an Frau Lehmann bemerkt, als ich darauf geachtet habe, wohin sie schaut und die Bewegung meiner Hand darauf abgestimmt. Sie schien tatsächlich meine Hand zu beobachten und dann schaute sie auf und blickte mir in die Augen. Es fühlte sich wunderbar an, ihr zu „begegnen“, wenn Sie so wollen.

Trainingleiterin: Und konnten Sie Ihre Fortschritte ausbauen?

Herr Nowak: Ja, ich konnte mehr Zeit mit ihr verbringen und habe gemerkt, dass ich mich nicht beeilen musste, um eine Reaktion von ihr zu bekommen. Doch manchmal, wenn ich mit ihr zusammen war, ist sie nicht auf das eingegangen, was ich versucht habe. Ich glaube, in diesen Situationen habe ich nicht darauf geachtet, womit sie gerade beschäftigt war, sondern überlegt, was schon einmal bei ihr „funktioniert“ hat.

Trainingleiterin: Genau! Wenn ich richtig informiert bin, hat Frau Lehmann tatsächlich ihre Hand auf Ihre gelegt. Stimmt das?

Herr Nowak: Ha! Ja, das hat sie! Ich war total verblüfft! Ich habe immer gehört, dass sie es hasst, berührt zu werden und dass sie deshalb bei der Körperpflege so ausrastet.

Trainingleiterin: Finden Sie, dass der AI-Ansatz geeignet ist, ihre Reaktion auf die Körperpflege zu verändern?

Herr Nowak: Ich meine, wir könnten ein paar Dinge bei ihr ausprobieren und dann sehen, wie die Situation sich entwickelt. Berührung muss sich nach ihren Bedingungen richten, d.h., wir sollten zuerst eine Weile in ihrer Sprache mit ihr interagieren und anschließend mit der Körperpflege beginnen.

Trainingsleiterin: Interessant, dass Sie das sagen. Sollten wir nicht *immer* in ihrer Sprache mit ihr kommunizieren?

Herr Nowak: Ja, natürlich. Übung macht den Meister!

Trainingsleiterin: Richtig! Was war für Sie das Wichtigste, was Sie während des Trainings gelernt haben?

Herr Nowak: Erstens die Erkenntnis, dass Kommunikation ohne Sprache möglich ist. Wenn ich Frau Lehmann und ihren Mann dabei beobachte, wie sie gemeinsam Schokolade essen und sich an den Händen halten, sehe ich mehr als vorher. Es hat für mich eine tiefere Bedeutung. Zweitens schätze ich meine Arbeit höher ein als vor dem Training. Ich habe jetzt mehr Selbstvertrauen. Ich bin wichtig für die Menschen und bringe ihnen Freude. Das sagen zu können, ist großartig.

6.5 Zusammenfassung

Frau Lehmanns Geschichte hat gezeigt – was wir längst wissen –, dass wir ein Buch nicht anhand seiner Titelseite beurteilen sollten. Leuchtet ein, oder? Doch wir bilden uns eine Meinung über andere Leute, die nicht auf eigenen Erfahrungen beruht, sondern auf den Einschätzungen anderer. Die Interaktionen zwischen Herrn Nowak und Frau Lehmann deuten darauf hin, dass Frau Lehmann nicht feindseilig ist, sondern Angst hat und dass ein wenig Geduld zum Erfolg führt. Ehemann Martin und Tochter Angela sind begeistert über diese Art der Kontaktaufnahme und sie hoffen, dass alle Mitarbeiter sich davon inspirieren lassen und bei der Versorgung und bei Interaktionen künftig anders mit Frau Lehmann umgehen.

7 The Sound of Silence – Herr Böhm und seine Geschichte

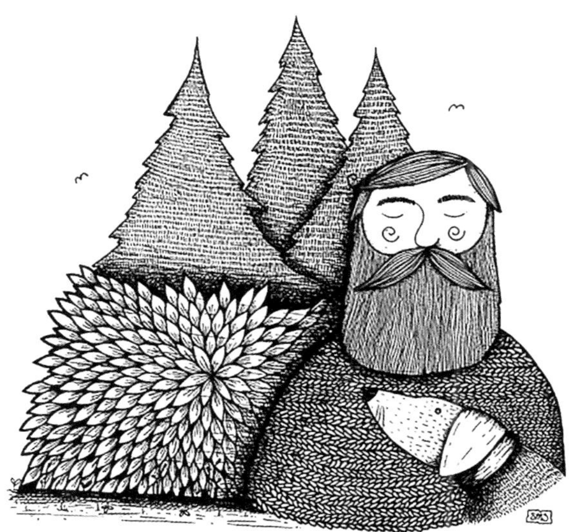

In diesem Kapitel erfahren wir mehr über Herrn Böhms Geschichte. Wir lernen seinen Hintergrund und sein aktuelles Kommunikationsrepertoire kennen. Zudem wird detailliert beschrieben, wie es gelingt, mit einer Person zu kommunizieren, die an fortgeschrittener Demenz leidet, außergewöhnlich ruhig und alles andere als kommunikativ ist.

7.1 Herr Böhm

Herr Böhm ist 85 Jahre alt und lebt seit fünf Jahren im Sonnenberg-Pflegeheim. Er ist ein äußerst ruhiger und sanftmütiger Mann und arbeitete in einem lokalen Naturpark als Ranger. Mit 65 schied er aus dem Berufsleben aus und führte bis zu seinem 79. Lebensjahr ein friedliches und relativ zurückgezogenes Leben. Bevor Herr Böhm ins Sonnenberg-Pflegeheim kam, war er ein Einzelgänger und die meiste Zeit mit seiner Hündin Isa in den Wäldern unterwegs. Er machte einen ausgesprochen freundlichen Eindruck, hatte jedoch weder enge Freunde noch Familienangehörige, war nie verheiratet und hatte auch nie eine Partnerin. Herrn Böhms Liebe galt der Natur und daher war die Arbeit als Ranger genau das Richtige für ihn. Er mied größere Menschenansammlungen und blieb lieber für sich.

Bei Herrn Böhm wurde Demenz diagnostiziert, als er 79 war. Seine Nachbarn machten sich Sorgen, als er begann, mitten in der Nacht mit Isa spazieren zu gehen. Manchmal kam die Hündin alleine zurück und Herr Böhm suchte die ganze Nacht nach ihr. Eines Nachts entdeckte Herrn Böhms Nachbarin, Frau Winkler, Isa um 4:00 Uhr morgens vor der Tür ihres Besitzers. Sie bellte und trug noch ihr Halsband und ihre Leine. Frau Winkler nahm die Hündin mit ins Haus und ihr Mann Frank suchte draußen nach Herrn Böhm. Er fand ihn in einem Waldstück in der Nähe seines Hauses. Er war körperlich unversehrt, aber sehr verwirrt, ausgekühlt und erregt. Die Ereignisse dieser Nacht veranlassten Herrn und Frau Winkler, fortan mehr Acht auf Herrn Böhm zu geben. Sie besuchten ihn jeden Tag und sonntags kam Herr Böhm mit Isa zu ihnen zum Essen. Herr Böhm schien trotz seiner zurückhaltenden Art, die Gesellschaft der beiden zu genießen und wirkte stets sehr erfreut, wenn er sie sah. Herr und Frau Winkler dachten, alles, was Herr Böhm brauche, sei jemand, der den ersten Schritt macht, der auf ihn zugeht und ihm zeigt, dass er sich für ihn interessiert.

Im Laufe des folgenden Jahres veränderte Herr Böhm sich spürbar. Herrn und Frau Winkler fiel auf, dass er abnahm und einen unsicheren Gang hatte. Um ihm zu helfen, ging Herr Winkler mit Isa spazieren. Doch manchmal vergaß Herr Böhm, dass es sein Nachbar war, der vor seiner Tür stand. Schließlich wollte Herr Böhm seinen Nachbarn die Tür nicht mehr öffnen und sie hörten Isa verzweifelt bellen und jaulen. Herr und Frau Winkler riefen den sozialen Dienst, weil sie sich um Herrn Böhms und Isas Wohlergehen sorgten. Herr Böhm wurde untersucht und kam kurz darauf ins Sonnenberg-Pflegeheim, da man ihm nicht mehr zutraute, für sich und seine Hündin zu sorgen. Herr und Frau Winkler nahmen Isa zu sich und nehmen sie immer noch mit, wenn sie Herrn Böhm im Pflegeheim besuchen.

Herr Böhm ist inzwischen bettlägerig, weil er nicht mehr gehen kann. Er spricht jetzt auch nicht mehr und merkt nicht, dass er Gesellschaft hat, wenn Herr und Frau Winkler ihn mit Isa besuchen. Er sucht keinen Blickkontakt und gibt nie ein Geräusch von sich. Er schläft die meiste Zeit des Tages und wenn er wach *ist*, starrt er in die Luft. Herr und Frau Winkler nimmt es sehr mit, Herrn Böhm in diesem Zustand zu sehen und sie besuchen ihn jetzt immer seltener. Abgesehen von den Besuchen seiner Nachbarn und seiner Hündin hat Herr Böhm so gut wie keine Gelegenheiten für soziale Interaktionen, weil ein Teil der Mitarbeiter im Sonnenberg-Pflegeheim überzeugt ist, dass er nicht kommunizieren kann.

Wie mag Herrn Böhms Leben aussehen und wie mag er sich fühlen, wenn er aufwacht? Da er vermutlich nicht weiß, wo er ist, können wir davon ausgehen, dass er immer das Gleiche wahrnimmt, wenn er aufwacht.

Herr Böhm und seine Wahrnehmung der Situation

Herr Böhm schläft. Er träumt von einem Waldspaziergang, riecht die reine Luft und hört das Geräusch von fließendem Wasser. Er hört den Gesang der Vögel, den Wind in den Bäumen, das Japsen seiner Hündin hinter ihm und das Tappen ihrer Pfoten auf dem Weg. Herr Böhm ist an dem Ort, „an dem er glücklich ist" und sich mehr als an jedem anderen Ort zu Hause und lebendig fühlt. Obwohl er sich mitten in der freien Natur befindet, hat Herr Böhm das Gefühl, alles unter Kontrolle zu haben. Er kennt diesen Waldweg wie seine Hosentasche, kennt jeden Baum, jede Bank und jeden Wanderer. Das ist seine Welt, die er liebt. Plötzlich spürt er, wie seine Augenlieder zucken und er nimmt über sich ein helles Licht wahr. Herr Böhm ist wach – aber wo ist er? Es ist wie ein Schock für ihn, als er sich in diesem ihm völlig fremden Raum umschaut. Er liegt auf dem Rücken und versucht, sich zu bewegen, aber es gelingt ihm nicht. Seine Arme sind fest in eine Decke eingepackt. Er versucht, um Hilfe zu rufen, stellt jedoch fest, dass er nur ein schwaches Stöhnen von sich geben kann. Herr Böhm hat Angst und ist verwirrt. Er hat keine Ahnung, wo er sich befindet und es ist niemand in der Nähe, den er um Hilfe bitten kann.

Wie empfindet Herr Böhm sein Leben und seine Umgebung? Wie können wir das feststellen, wenn er weder sprechen noch auf andere Art kommunizieren kann? Fakt ist, wir wissen nicht, ob Herr Böhm überhaupt fähig ist, klar zu denken. Anscheinend kann er weder sprechen noch verstehen, was man ihm sagt. Daher wissen wir auch nicht, ob sein Denken noch auf Sprache beruht. Menschen brauchen die Sprache, um zu denken, auch wenn uns dies nicht be-

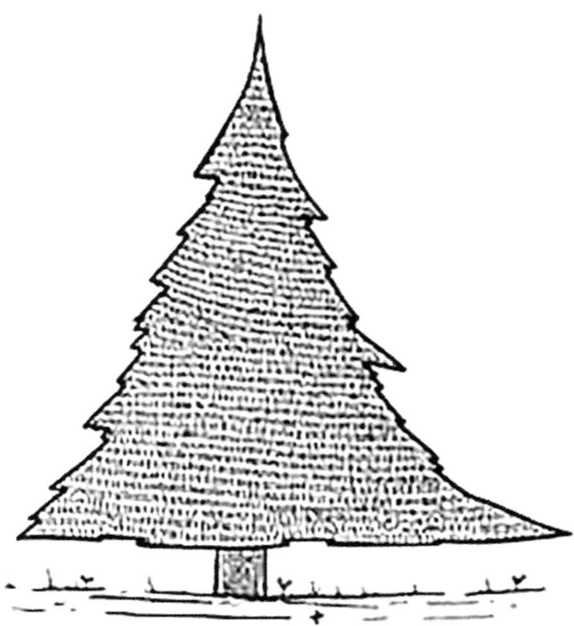

wusst ist. Ein Beispiel: Es ist 12:00 Uhr mittags. Ihr Magen knurrt und macht Sie darauf aufmerksam, dass Sie „hungrig" sind. Sie überlegen, was Sie essen wollen – „Etwas Gesundes, vielleicht eine gebackene Kartoffel, oder doch lieber etwas Leckeres, z. B. Makkaroni mit Käse?" Auch wenn wir es nicht sicher wissen, *können* wir doch davon ausgehen, dass Herr Böhm nicht in vollem Umfang fähig ist, mithilfe der Sprache zu denken oder gedanklich Sätze zu formulieren. Wir sind so sehr daran gewöhnt, über die Sprache zu kommunizieren, dass wir uns kaum vorstellen können, was ein Leben ohne Sprache bedeutet. Aus diesem Grunde können wir uns auch kaum vorstellen, was Herr Böhm denkt.

Jetzt gilt es, zu überlegen, welche anderen Möglichkeiten es gibt, mit Herrn Böhm zu kommunizieren. Vielleicht sollten wir uns fragen, was er *fühlt* und nicht, was er denkt? So können wir auf einfache und intuitive Art Kontakt zu Herrn Böhm aufnehmen, denn es ist für uns leichter, den Rhythmus von „glücklich", „traurig" oder „gelangweilt" zu klopfen, als seine Gedanken zu entziffern. Am Anfang ist es schwer, Zugang zu diesem Konzept zu finden, doch es hilft, sich das Beispiel in **Kapitel 2** mit dem Kinobesuch zu vergegenwärtigen. Können Sie sich jetzt vorstellen, wie Herr Böhm sich fühlt, wenn er aufwacht? Er fühlt sich unsicher, ängstlich, hilflos und isoliert. Warum?

Er fühlt sich:

- **unsicher**, weil er nicht weiß, wo er ist oder wer die Menschen in seiner Umgebung sind;
- **ängstlich**, weil er völlig desorientiert ist und die Welt, in der er sich befindet, nicht versteht;
- **hilflos**, weil er an den Geschehnissen in seiner Umgebung nicht teilnehmen kann;
- **isoliert**, weil er weder über Gedanken noch Wörter verfügt, um sich auszudrücken.

7.2 Frau Winkler

Frau Winkler ist 65 Jahre alt. Sie war bis zu Herrn Böhms Diagnose zehn Jahre seine Nachbarin. Einige ihrer Freunde haben Verwandte mit Demenz, aber bevor sie sich mit Herrn Böhm anfreundete, hatte sie nie Kontakt zu Menschen mit Demenz. Sie hat Herrn Böhm als aktiven, ruhigen, aber freundlichen Mann kennengelernt und es macht sie traurig, ihn in diesem Zustand zu sehen. Sie mag das Sonnenberg-Pflegeheim und schätzt, was die Mitarbeiter für ihren Freund tun. Doch sie hat das Gefühl, dass sie nicht zu ihm durchdringt und dass er einsam ist.

Wie schätzt Frau Winkler Herrn Böhms Situation ein?

Frau Winkler und ihre Wahrnehmung der Situation

Heute Morgen haben Herr und Frau Winkler Herrn Böhm im Sonnenberg-Pflegeheim besucht. Sie haben Isa mitgebracht, weil sie dachten, er würde sich darüber freuen. Herr Böhm schlief, als sie sein Zimmer betraten. Er lag mit dem Gesicht zur Wand und rührte sich nicht, als sie eintraten. Frau Winkler seufzte bei seinem Anblick. Sie war traurig, ihn in diesem Zustand zu sehen – ein aktiver Mann wie er, war nun ans Bett gefesselt. Sie und ihr Mann näherten sich Herrn Böhms Bett. Isa beschnüffelte ihn und wedelte mit dem Schwanz, als sie ihn erkannte, aber Herr Böhm rührte sich nicht. Herr Winkler klopfte ihm leicht auf die Schulter, um ihm zu signalisieren, dass er Besuch hat. Sofort drehte Herr Böhm sich auf den Rücken und öffnete die Augen. Herr und Frau Winkler lächelten und sagten „Hallo", aber Herr Böhm reagierte immer noch nicht. Sie versuchten mehrmals, seine Aufmerksamkeit zu erlangen, indem sie ihm den neuesten Klatsch aus der Nachbarschaft erzählten und ihm von ihren Spaziergängen mit Isa berichteten. Doch sie gaben schnell auf. Herr Böhm schaute sie weder an noch schien er ihnen zuzuhören. Er starrte in den Raum und schien in seiner eigenen Welt zu sein.

So verliefen all ihre Besuche und Frau Winkler hatte allmählich einen regelrechten Horror davor. Herr Böhm war so ganz anders als der Mann, den sie von früher kannte. Er war immer ein ruhiger, bescheidener Mensch gewesen, aber jetzt schien er vollkommen verändert. Er schaute weder sie noch Herrn Winkler an, gab keine Geräusche von sich und, was sie am meisten wunderte, er erkannte Isa nicht und hatte auch nicht den Wunsch, sich mit ihr zu beschäftigen. Sie war seine ständige Begleiterin gewesen, aber Frau Winkler hatte den Eindruck, dass er die Erinnerung an sein Haustier ebenfalls komplett verloren hatte. Frau Winkler konnte das alles nicht verstehen. Sie wusste ein bisschen über Demenz und die Auswirkungen dieser Krankheit auf die Betroffenen, aber sie hatte noch nie jemanden gesehen, der so massiv beeinträchtigt war. Sie fühlte sich genauso unsicher, ängstlich, hilflos und isoliert wie Herr Böhm.

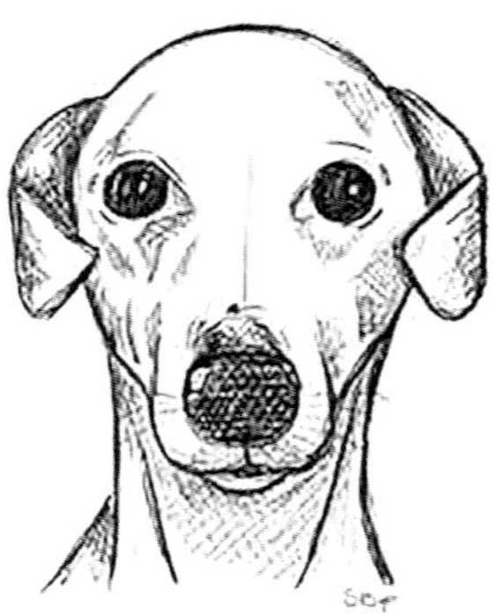

Vielleicht wundern Sie sich, dass Herr Böhm und Frau Winkler angesichts der Situation das Gleiche empfinden. Obwohl Frau Winkler weiß, was mit Herrn Böhm passiert ist, wo er sich befindet und warum er sich dort befindet, empfindet sie das Gleiche wie er, aber aus anderen Gründen.

- Sie fühlt sich **unsicher**, weil sie nicht weiß, ob Herr Böhm sie hören kann oder weiß, dass sie da ist.
- Sie hat **Angst**, sich Herrn Böhm zu nähern für den Fall, dass er nicht auf sie reagiert.

- Sie fühlt sich **hilflos**, weil sie merkt, dass sie nicht zu Herrn Böhm durchdringen kann und nicht weiß, was sie tun soll.
- Sie fühlt sich **isoliert**, weil sie keinen Zugang zu Herrn Böhm findet und denkt, dass er nicht mit ihr kommunizieren will.

Ohne es zu wissen, sind Frau Winkler und Herr Böhm über die Ähnlichkeit ihrer Gefühle bereits miteinander verbunden. Eines der Ziele der AI besteht darin, bei den Menschen mit Demenz und ihren Betreuungspersonen diese Gefühle wahrzunehmen und zu versuchen, sie zu verändern. Ein Beispiel: Wenn Herr Böhm sich unsicher fühlt, versuchen wir, ihm ein Gefühl der Sicherheit zu vermitteln. Hat er Angst, versuchen wir, ihn von der Angst zu befreien. Fühlt er sich hilflos, versuchen wir, ihm das Gefühl zu vermitteln, dass er die Kontrolle hat. Fühlt er sich isoliert, versuchen wir, ihn einzubeziehen. Das Gleiche gilt für Frau Winkler. Wenn es uns gelingt, Gefühle zu verändern, die aus unserer Arbeit mit Menschen, die Demenz haben, resultieren, dann geht es uns nicht nur besser, sondern wir fühlen uns auch stark und sind stolz auf unsere Erfolge.

Frau Winklers Wahrnehmung macht deutlich, dass uns dies nur dann gelingt, wenn wir daran glauben, dass Kommunikation auch ohne Sprache möglich ist. Wir stellen fest, dass Herr Böhm nicht auf Sprache reagiert, ein anderer Ansatz (Berührung) jedoch erfolgreicher ist. Folglich müssen wir auf eine andere Art versuchen, zu ihm durchzudringen und Kontakt zu ihm aufzunehmen. Wie wir in **Kapitel 4** gesehen haben, ist der Prozess der Erfassung und Nutzung des individuellen Kommunikationsrepertoires von Versuch und Irrtum begleitet, wenn es darum geht, herauszufinden, was „funktioniert". Und was bei einer Person funktioniert, funktioniert nicht zwangsläufig auch bei der nächsten. Dies bedeutet, wir brauchen eine individuelle Art der Kontaktaufnahme und müssen jedes Individuum auch als solches betrachten. Aber auf dem Weg dahin werden uns unweigerlich Hindernisse begegnen, meistens in Form anderer Menschen. Die Idee der alternativen Kommunikation stößt nicht immer auf Verständnis. Selbst wir, die die AI entwickelt haben, wurden mit Zweifeln am Erfolg unserer Arbeit konfrontiert. Doch diese Zweifel schwinden, sobald die Kritiker die Ergebnisse sehen und die Verbundenheit spüren, die sich offenbart, wenn wir über AI mit Menschen, die Demenz haben, kommunizieren.

Wir haben es mit zwei Individuen zu tun – eins mit zusätzlichen Kommunikationsbedürfnissen und ein normaler Kommunikator –, die nicht zueinander finden. Frau Winkler wünscht sich sehr, mit Herrn Böhm interagieren zu können, doch der ist entweder nicht interessiert oder nicht dazu in der Lage. Aber woher nehmen wir die Gewissheit, dass Herr Böhm nicht willens oder nicht fähig ist, zu kommunizieren? Auf den ersten Blick sieht es so aus, denn er reagiert nicht, als Frau Winkler mit ihm spricht. Er gibt absolut nichts von sich. Doch bei näherer Betrachtung fällt auf, dass Herr Böhm *doch* auf etwas reagiert hat. Als Herr Winkler ihm auf die Schulter klopfte, um ihm zu signalisieren, dass sein Freund da ist, veränderte Herr Böhm seine Position. Könnte es sein, dass er Berührungen „versteht"? Frau Winkler hatte die zündende Idee, Berührungen könnten ihr die Tür zu Herrn Böhms Welt öffnen. Zu diesem Zeitpunkt weiß sie noch nicht, dass sie bereits auf dem Weg ist, über AI mit Herrn Böhm zu kommunizieren. Das ist auch nicht weiter verwunderlich, denn diese Art der „alternativen" Kommunikation nutzen wir in anderen Situationen ganz selbstverständlich. Wie in **Kapitel 1** dargestellt, interagieren wir mit Babys auf diese Art und Weise, d.h. wir benutzen kommunikatives Verhalten. Auch mit unseresgleichen kommunizieren wir auf diese Art, etwa wenn Sie bei einer bestimmten Freundin gewisse Anspielungen machen, die andere aus Ihrem Freundeskreis nicht verstehen würden. Diese Sprache haben Sie gemeinsam entwickelt und so eine Möglichkeit gefunden, sich zu verständigen. Vielleicht ist es auch ein Blick, mit dem Sie Ihrem Freund oder Partner etwas signalisieren und dann wissen Sie beide sofort, wovon der andere „spricht".

Denkpause: Die Party

Sie und Ihre beste Freundin besuchen ein Ehemaligentreffen. *Eigentlich* hatten Sie beide keine richtige Lust dazu, aber Sie dachten, dass es vielleicht doch Spaß machen könnte, alte Freunde zu treffen und zu erfahren, was sie heute so machen. Das Treffen findet im Ballsaal eines Hotels statt; es sind viele Menschen da und Sie achten darauf, dass Sie sich nicht aus den Augen verlieren. Plötzlich klopft Ihnen jemand auf die Schulter. Sie drehen sich um und vor Ihnen steht Ihr erster Freund und lächelt Sie an. Anstatt zu fragen, wie es Ihnen geht und sich mit Ihnen zu unterhalten, beginnt er routiniert, seine Leistungen und Erfolge der letzten 25 Jahre aufzuzählen! Sein Job, seine Frau, seine Kinder, sein Haus – alles klingt perfekt und es ist offensichtlich, dass er Sie beeindrucken will. Das geht eine gefühlte Ewigkeit so weiter und irgendwann drehen Sie sich zu Ihrer Freundin um, rollen unauffällig mit den Augen und runzeln die Stirn. Ihre Freundin schaut über Ihre Schulter und winkt zur anderen Seite des Ballsaals hinüber. Sie drückt Ihre Hand und sagt: „Oh schau mal, da ist Caro, sie winkt uns zu sich herüber!" Sie schauen Ihren Ex an und sagen: „Entschuldige, ich glaube, ich sollte zu Caro gehen und sie begrüßen! War nett, mit dir zu plaudern – bis später dann!"

Wenn Ihnen diese Situation bekannt vorkommt, dann deshalb, weil solche heimlichen Zeichen zwischen engen Freunden und Partnern üblich sind. Das Ganze wirkt natürlich und ziemlich simpel, doch die nähere Betrachtung offenbart eine ziemlich komplexe Interaktion. Der Blick, den Sie Ihrer Freundin zugeworfen haben, hat mehrere Informationen übermittelt. Sie haben nonverbal kommuniziert und trotzdem wusste Ihre Freundin, dass:

- die Interaktion mit Ihrem Ex Sie anödet;
- Sie ihre Hilfe brauchen, um die Situation zu beenden;
- sie möglichst taktvoll vorgehen soll, damit Ihr Ex-Freund sich nicht verletzt fühlt.

Wie man sieht, ist selbst so eine kleine Geste geeignet, die Gefühlslage perfekt wiederzugeben.

7.3 Training: Adaptive Interaktion

Frau Winkler hat erfahren, dass die Mitarbeiter des Sonnenberg-Pflegeheims gerade ein AI-Trainingsprogramm absolvieren. Die Managerin ist der Auffassung, dass die Mitarbeiter, die Bewohner sowie die Familienangehörigen von diesem Training profitieren können, weil es ihnen ein Mittel an die Hand gibt, Kontakt zu den Bewohnern aufzunehmen. Frau Winkler überlegte, ob sie auch an dem Training teilnehmen sollte, denn sie hatte schon sehr viel darüber gehört und meinte, es könne ihr helfen, irgendwie zu Herrn Böhm durchzudringen. Die Managerin war einverstanden und Frau Winkler absolvierte die erste Sitzung. Der Gedanke, an einem Training teilzunehmen, das ihrer Ansicht nach für professionelle Betreuungspersonen entwickelt worden war, machte sie ein wenig nervös, aber sie fand es aufregend, dabei zu sein.

Am ersten Tag wurde den Trainingsteilnehmern das Konzept der AI vorgestellt und sie erfuhren, woher der Ansatz stammt. Sie, die Leser, haben dies alles natürlich schon in den ersten Kapiteln des Buches kennengelernt. Es gab in der ersten Trainingssitzung einige Dinge, die Frau Winkler störten. Als sie beispielsweise erfuhr, dass die AI von der Entwicklungstheorie (die Entwicklung von Babys) abgeleitet wurde, fragte sie sich, ob dieser Ansatz für Erwachsene überhaupt geeignet ist. Sie fand, dass Menschen mit Demenz wie Herr Böhm trotz ihrer massiven Kommunikationsprobleme weder Babys sind noch mit diesen verglichen werden können. Frau Winkler wies die Trainingsleiterin auf diesen Punkt hin und die anderen Trainingsteilnehmer nickten zustimmend. Die Trainingsleiterin stimmte Frau Winkler zu und erklärte, dass die im Rahmen der AI verwendeten Grundelemente der Kommunikation nicht spezifisch für Babys sind, sondern von uns allen benutzt werden. Sie seien eine menschliche Besonderheit und blieben als solche während des ganzen Lebens erhalten. Den Trainingsteilnehmern wurde dies während der Durchführung der in diesem Buch vorgestellten Beispiele schnell klar. Vor Beginn des Trainings wurde den Teilnehmern ein Partner oder eine Partnerin mit fortgeschrittener Demenz zugeteilt, den oder die sie schon kannten. Frau Winklers Partner war natürlich Herr Böhm.

7.3.1 Schritt 1: Herrn Böhm kennenlernen

Schritt 1 dient dazu, sich einen Überblick darüber zu verschaffen, was Sie über die Person wissen, mit der Sie arbeiten werden. Den Fragebogen weiter unten (**Tab. 7-1**) hat Frau Winkler über Herrn Böhm ausgefüllt. Sie hatte den Vorteil, dass sie viel über ihn wusste und ihn schon vor seiner Krankheit gut kannte. Die beiden letzten Kategorien fragen nach den Gefühlen von Herrn Böhm und denen von Frau Winkler. Dies sind, wie bereits erwähnt, wichtige Punkte, da AI darauf abzielt, diese Gefühle ins Gegenteil zu verkehren.

Die Informationen, die Frau Winkler über Herrn Böhm zusammengetragen hat, scheinen auf den ersten Blick nicht allzu viel herzugeben, doch wie wir später sehen werden, sind einige äußerst wichtig, wenn es darum geht, einen Weg zu finden, um mit ihm zu interagieren.

7.3.2 Schritt 2: Die Kommunikationsumgebung

Der zweite Schritt sieht die Überprüfung der „Kommunikationsumgebung“ vor. Frau Winkler war es unangenehm, Dinge zu notieren, die sie in der Umgebung von Herrn Böhm beobachtete, weil sie den Mitarbeitern nicht den Eindruck vermitteln wollte, sie würden ausspioniert. Doch nachdem Frau Winkler diesen Schritt des Trainings den Mitarbeitern erklärt hatte, die dieses Mal nicht an dem Training teilnahmen, beklagte sich niemand. Der nachfolgende Fragebogen (**Tab. 7-2,** S. 146) gibt einen Überblick über die Beobachtungen, die Frau Winkler in Herrn Böhms Kommunikationsumgebung gemacht hat.

Tabelle 7-1: Herrn Böhm kennenlernen

Die Person kennenlernen	
Wie viele Informationen haben Sie über die Person, z.B. früherer Beruf, Anzahl der Kinder, Hobbys?	Herrn Böhms vollständiger Name lautet Karl Wolfgang Böhm. Vor seiner Krankheit war er Ranger in einem Naturpark und er liebte es, im Freien zu sein. Er war nie verheiratet und hat auch keine Kinder. Er liebt Tiere, die ländliche Gegend und Aktivitäten.
Was wissen Sie über das Leben der Person vor ihrer Krankheit?	Herr Böhm lebte vor seiner Krankheit mit seiner Hündin Isa zusammen. Seine Freunde waren seine Nachbarn, Herr und Frau Winkler (ich!).
Welche Vorlieben und Abneigungen hat die Person?	Herr Böhm steht nicht gerne im Mittelpunkt. Er liebt sein ruhiges Leben und ist gerne für sich. Manchmal ist er auch gerne in Gesellschaft, aber sie muss seinen Bedingungen entsprechen. Er liebt Tiere (besonders Hunde), die Natur und ist gerne im Freien.
Was stört die Kommunikation mit der Person?	Herr Böhm ist immer sehr schweigsam und solange ich ihn besuche, hat er noch keinen Ton von sich gegeben. Er schaut mich auch nicht an und ich weiß nie, ob er mich hört oder versteht oder überhaupt wahrnimmt, dass jemand da ist.
Wie schätzen Sie die aktuelle Gefühlslage der Person ein und warum?	Ich glaube, er ist verunsichert, weil er nicht weiß, wo er ist und wer die Leute in seiner Umgebung sind. Vermutlich hat er auch Angst, weil er völlig desorientiert wirkt. Wahrscheinlich fühlt er sich auch hilflos, weil es nichts gibt, woran er teilnehmen kann. Ich denke, er fühlt sich außerdem isoliert, weil er nicht in der Lage ist, mit uns zu kommunizieren.
Was empfinden Sie bei dem Versuch, mit der Person zu interagieren und warum?	Ich fühle mich unsicher, weil ich nicht weiß, ob Herr Böhm mich hören kann oder wahrnimmt, dass ich da bin. Ich habe Bedenken, weil ich mich Herrn Böhm nicht nähern will, wenn er nicht auf mich reagiert. Ich fühle mich oft hilflos, weil es mir nicht gelingt, zu Herrn Böhm durchzudringen und weil ich glaube, dass ich es nie schaffen werde. Ich fühle mich isoliert und von Herrn Böhm getrennt, weil er mit mir offenbar nicht kommunizieren will oder kann.

7.3.3 Schritt 3: Ermittlung des Kommunikationsrepertoires

In Schritt 3 wird das Kommunikationsrepertoire der Person mit Demenz ermittelt. Zu diesem Zweck wird eine Interaktion mit dem Kommunikationspartner durchgeführt und es werden zu jeder Kategorie des Fragebogens „Grundelemente der Kommunikation" Beobachtungen notiert. Sämtliche Interaktionen zwischen Trainingsteilnehmern und Kommunikationspartnern

Tabelle 7-2: Herr Böhm und seine Kommunikationsumgebung

Die Kommunikationsumgebung	
Wie oft interagieren andere mit der Person an einem ganz normalen Tag?	Es haben in den letzten beiden Tagen höchstens vier Mitarbeiter mit Herrn Böhm interagiert. Abgesehen von Mahlzeiten und Toilettengang etc. ist er ziemlich oft sich selbst überlassen. Ich bin in den letzten beiden Tagen im Rahmen meines Trainings häufig hier gewesen und habe wie üblich mit Herrn Böhm geredet.
Welche „Art" der Kommunikation kommt am häufigsten vor? „Funktionale" (aufgabenorientierte) oder „soziale"?	Meistens ist die Kommunikation der Mitarbeiter aufgabenorientiert und beschränkt sich auf die Durchführung von Aufgaben. Ich versuche, auf sozialer Ebene mit Herrn Böhm zu interagieren, habe aber das Gefühl, Selbstgespräche zu führen, weil er nie reagiert.

werden von einem anderen Trainingsteilnehmer auf Video aufgezeichnet. Dies ermöglicht den Trainingsteilnehmern und den Trainingsleiterinnen, den Verlauf der Interaktionen zu analysieren und Details besser wahrzunehmen. Frau Winkler und den anderen Trainingsteilnehmern ist es unangenehm, auf Video aufgenommen zu werden, aber die Trainingsleiterin versichert ihnen, dass dies ein wichtiger Teil des Programms ist und dass sie sich im Handumdrehen daran gewöhnen, gefilmt zu werden und vermutlich sogar die Kamera vergessen!

Im ersten Teil des Prozesses findet eine „normale" Interaktion mit der Person mit Demenz statt, deren Partner Sie sind. Damit meinen wir, Sie sollen mit der Person so interagieren, wie Sie es sonst immer tun, was bei den einzelnen Trainingsteilnehmern durchaus unterschiedlich aussehen kann. Frau Winkler betrat Herrn Böhms Zimmer und setzte sich neben sein Bett. Sie hatte ein ungutes Gefühl dabei, obwohl sie in all den Jahren vielleicht schon hundertmal mit ihm gesprochen hatte. Der Grund für ihr ungutes Gefühl rührte daher, dass sie nicht genau wusste, wie sie sich *normalerweise* verhielt, wenn sie mit Herrn Böhm interagierte. Sie dachte zurück an ihre Besuche der letzten Wochen und erinnerte sich, dass sie meistens mit ihm gesprochen hatte – aber wieso eigentlich? Er reagierte nicht auf sie und sie wusste nie, ob er sie hören oder verstehen konnte. Um dieses Mal etwas „tun" zu können, hatte sie Herrn Böhm einen Joghurt und etwas Milch mitgebracht; beides sollte er mit ihrer Unterstützung essen bzw. trinken.

Herr Böhm schlief, als Frau Winkler sein Zimmer betrat. Sie näherte sich ihm langsam und ruhig, um ihn nicht zu erschrecken. Die Seitenteile seines Bettes waren hochgestellt, deshalb musste sich Frau Winkler über ihn beugen, um mit ihm zu interagieren. Sie sagte „Hallo“ zu Herrn Böhm, worauf er die Augen öffnete, ohne sie direkt anzuschauen. Sie sagte ihm, sie habe ihm etwas zu trinken und einen Joghurt mitgebracht und sie würde ihn etwas abstützen, damit er leichter essen und trinken könne. Herrn Böhms Kiefer bewegten sich beide so, als würde er schon essen. Als Frau Winkler näher kam, um seine Kissen aufzuschütteln, öffnete er seinen Mund erwartungsvoll. „Zwei Sekunden“, sagte Frau Winkler, dann führte sie den Schnabel des Bechers an seine Lippen. Herr Böhm trank begierig ein paar Schlucke und hörte dann auf. Er begann, seine Zunge im Mund zu bewegen und Frau Winkler fragte ihn, ob er mehr wolle. Sie führte den Schnabel an seine Lippen und er trank noch ein paar Schlückchen. In diesem Stil ging es weiter, bis keine Milch mehr da war. Etwas Milch lief über Herrn Böhms Kinn und Frau Winkler sagte ihm, sie würde es abwischen. In dem Moment, als sie ein Tuch holte, fing Herr Böhm an, seinen Kopf und sein Gesicht seitlich zu reiben. Frau Winkler dachte, er hätte einen Juckreiz und wischte die Milch von seinen Lippen. Herr Böhm verzog ein wenig das Gesicht – er schien es nicht zu mögen, sich sein Kinn abwischen zu lassen! Frau Winkler fragte Herrn Böhm, ob er Hunger habe und nahm seine Hand. Er reagierte sofort und umklammerte ihre Finger mit seinen. Frau Winkler war überrascht, denn Herr Böhm hatte noch nie versucht, ihre Hand zu halten! Ermutigt machte sie den Joghurt für ihn fertig. Sie führte den Löffel an seine Lippen und er öffnete den Mund. Während sie ihn beim Essen unterstützte, nahm Herr Böhm weder Blickkontakt zu ihr auf noch machte er Geräusche. Doch sie war an sein Verhalten gewöhnt und meinte, dass er trotzdem bis zu einem gewissen Grad verstand, was vor sich ging. Herr Böhm schaute hoch zur Decke und Frau Winkler fragte ihn, was er sehe. Er schaute weiter nach oben und aß seinen Joghurt auf.

Was die Interaktion zwischen Frau Winkler und Herrn Böhm anbelangt, sind drei Dinge anzumerken. Erstens: Frau Winkler war es sehr unangenehm, sich zu Herrn Böhm zu setzen, ohne etwas zu „tun“. Deshalb nahm sie ihm etwas zu essen und zu trinken mit, damit sie etwas hatte, womit sie sich beschäftigen konnte. Zweitens: Die Interaktion bestätigte Frau Winklers Eindruck, dass Herr Böhm auf Sprache nicht in einer für sie leicht erkennbaren Weise reagiert. Drittens: Frau Winkler war sehr überrascht, dass Herr Böhm auf Berührung reagiert. Als sie seine Hand nahm, umklammerte er ihre und sie spürte, dass sie ihm seit seiner Aufnahme im Sonnenberg-Pflegeheim noch nie so nahe war. Sie war überzeugt, Herrn Böhm auf diese Art und Weise erreichen zu können. Den folgenden Fragebogen „Grundelemente der Kommunikation“ (**Tab. 7-3**) hat Frau Winkler für die beschriebene Interaktion ausgefüllt.

Tabelle 7-3: Das Kommunikationsrepertoire von Herrn Böhm

Grundelemente der Kommunikation	
1. Blickkontakt	Während der ganzen Interaktion schaute Herr Böhm entweder an mir vorbei oder an die Decke. Er nahm keinen Blickkontakt zu mir auf und ich hatte keine Ahnung, wohin er schaute, wenn er es denn überhaupt tat.
2. Gesichts-ausdruck	Herr Böhms Gesichtsausdruck war nicht immer leicht zu deuten, weil er während der Sitzung aß und trank. Doch meiner Meinung nach war sein Gesichtsausdruck die ganze Zeit neutral.
3. Sprache/ Sprachlaute	Herr Böhm hat nicht gesprochen.
4. Geräusche	Herr Böhm hat keine Geräusche von sich gegeben.
5. Körperkontakt	Als ich Herrn Böhms Hand nahm, umklammerte er meine. Damit hätte ich nie gerechnet und ich war sehr angenehm überrascht!
6. Gesten	Die einzige Geste, die ich bei Herrn Böhm beobachtet habe, war das erwartungsvolle Öffnen seines Mundes beim Essen und Trinken. Dies zeigt doch, dass er die Geschehnisse in seiner Umgebung bis zu einem gewissen Grad versteht.
7. Nachahmung	Ich habe nie gesehen, dass Herr Böhm eine meiner Aktivitäten nachgeahmt hat.
8. Körperhaltung	Herr Böhm lag flach auf dem Rücken, als ich sein Zimmer betrat.
9. Emotionen	Ich konnte keine emotionale Reaktion bei Herrn Böhm wahrnehmen.
10. Rollentausch	Auch ein Rollentausch hat nicht stattgefunden.

Der von Frau Winkler ausgefüllte Fragebogen zeigt, dass sie keine kommunikativen Aktivitäten bei Herrn Böhm feststellen konnte. Für Frau Winkler fand kein nennenswerter Austausch zwischen ihr und Herrn Böhm statt, bis zu dem Zeitpunkt, als er ihre Hand umklammerte. Dies ist der Punkt, an dem sie ansetzen kann. Sie hat gemerkt, dass sie über Berührung mit Herrn Böhm leicht in Kontakt treten kann und die anderen Trainingsteilnehmer und die Trainingsleiterin haben sie darin bestärkt. Doch das Anschauen des Videos löste eine lebhafte Diskussion aus. Herr Nowak befürchtete, die Menschen in der Umgebung seiner Kommunikationspartnerin könnten falsche Schlüsse ziehen, wenn er sie berührt. Einige andere Trainingsteilnehmer nickten zustimmend und eine Teilnehmerin sagte, es wäre ihr unangenehm, über Berührungen mit einer Person des anderen Geschlechts zu kommunizieren. Die Trainingsleiterin dankte den Trainingsteilnehmern für ihre Stellungnahme zu diesen äußerst wichtigen Punkten und bemerkte, sie habe diesen Einwand im Laufe der Jahre schon häufig gehört. Sie erinnerte die Trainingsteilnehmer daran, dass es bei der AI darum geht, sich am Verhalten der Person mit Demenz zu orientieren. Nimmt sie über Berührung Kontakt zu ihrem Kommunikationspartner auf, dann kann dieser das Gleiche tun. Solange der Kommunikationspartner auf seinen gesunden Menschenverstand setzt und sich wohl dabei fühlt, sind Berührungen eine wundervolle Art der Kontaktaufnahme. Frau Winkler fühlte sich durch diesen Ratschlag gestärkt und war gespannt auf die nächste Interaktion mit Herrn Böhm.

7.3.4 Schritt 4: Kontaktaufnahme

Frau Winkler war gespannt, Schritt 4 in Angriff zu nehmen. Sie war fasziniert von dem Gedanken, über Berührung Kontakt zu Herrn Böhm aufzunehmen. Wie die übrigen Trainingsteilnehmer war auch sie ein wenig nervös, weil sie diese Möglichkeit noch nie in Betracht gezogen hatte. Sie kannte Herrn Böhm als einen sehr scheuen und zurückhaltenden Menschen und wunderte sich, dass etwas so Intimes wie eine Berührung eine Möglichkeit sein sollte, mit ihm zu interagieren. Aber sie hatte ja selbst erlebt, dass er reagierte und sie war entschlossen, es auf diese Art zu versuchen.

Frau Winkler betrat das Zimmer von Herrn Böhm. Ihr fiel sofort auf, dass die Mitarbeiterin, die vor ihr im Zimmer war, das Radio angelassen hatte. Es ging an und aus und knisterte. Frau Winkler sagte Herrn Böhm, sie würde es ausmachen, weil es so viel Krach macht. Anschließend ging sie zu seinem Bett und beugte sich näher zu ihm als beim letzten Mal. Sie wünschte ihm einen guten Morgen und nahm seine Hand in ihre. Zu ihrer Überraschung ergriff er ihre Hand und begann, sie rhythmisch und schnell zu drücken. Sie reagierte sofort und machte das Gleiche mit ihrer Hand. Sie sah, dass Herr Böhms Kiefer sich bewegten wie neulich, doch dieses Mal viel schneller. Und plötzlich schaute Herr Böhm Frau Winkler an. Sie war begeistert! Es war nicht seine Art, Blickkontakt aufzunehmen und sie hatte das Gefühl, ihr sei der Durchbruch gelungen. Sie hielten einander weiter die Hand und drückten sie. Frau Winkler erzählte Herrn Böhm, sie habe einen Joghurt für ihn und fragte: „Haben Sie Hunger?“ Herr Böhm ließ Frau Winklers Hand los, hob seine Hand an die Seite seines Kopfes und höher und strich sich über den Hinterkopf. Frau Winkler fragte ihn, ob sein Kopf juckt, doch er schaute sie nicht an. Herr Böhm legte seine Hand wieder aufs Bett, Frau Winkler streichelte sanft seinen Unterarm und fragte ihn noch einmal, ob er Hunger habe. Daraufhin strich er erneut über seinen Hinterkopf. Frau Winkler wandte sich von ihm ab, um seinen Joghurt zu holen. Herr Böhm war immer noch dabei, über seine Gesichtshälfte und seinen Hinterkopf zu streichen, als Frau Winkler ihn fragte: „Möchten Sie jetzt Ihren Joghurt haben?“ Herr Böhm hielt inne und Frau Winkler erklärte ihm, dass es heute Erdbeer-Joghurt gibt und führte den Löffel an seine Lippen. Während sie ihm seinen Joghurt anreichte, schaute er sie die ganze Zeit an. Sie erzählte ihm freundlich, dass Herr Winkler mit Isa zu Besuch kommt und dass Isa von den Mitarbeitern immer mit Leckerchen gefüttert wird.

Nachdem Herr Böhm seinen Joghurt aufgegessen hatte, schaute er an die Decke. Frau Winkler entdeckte dort ein neues Mobile und sie fragte ihn, ob dies jemand für ihn gemacht habe. Herr Böhm reagierte nicht, beobachtete jedoch weiter das Mobile über seinem Kopf. Er begann erneut, über seine Gesichtshälfte und seinen Hinterkopf zu streichen und Frau Winkler wiederholte den Rhythmus seiner Aktivität auf seinem Unterarm. Das ging so weiter bis zum Ende der Sitzung. Hin und wieder nahm Herr Böhm Blickkontakt zu Frau Winkler auf und sie hatte das Gefühl, einen großen Schritt nach vorne gemacht zu haben. In dem Fragebogen „Grundelemente der Kommunikation“ (**Tab. 7-4**) beschreibt Frau Winkler diese Interaktion.

Wie der Fragebogen zeigt, sind bei Frau Winkler und Herrn Böhm Fortschritte zu verzeichnen. Frau Winkler traute sich immer noch nicht, mit leeren Händen zu Herrn Böhm zu gehen. Sie nahm einen Joghurt mit und unterstützte ihn beim Essen. So hatte sie etwas zu tun für den Fall, dass die Interaktion anders als von ihr geplant verlief. Aber Frau Winkler ist auch selbstsicherer geworden. Dies belegen ihr Verhalten und die Art, wie sie ihre körperliche Annäherung an Herrn Böhm beschreibt, die Tatsache, dass sie „neue“ kommunikative Verhaltensweisen bei ihm entdeckt und differenzierter reagiert. Herr Böhm nimmt zudem Blickkontakt zu Frau Winkler auf, was für einen Mann wie ihn ausgesprochen ungewöhnlich ist, er umklammert auch ihre Hand und drückt sie. Selbstverständlich bedeutet dies noch nicht, dass Herr Böhm neue kommunikative Verhaltensweisen entwickelt. Wahrscheinlicher ist, dass Frau Winkler ihn besser kennt, deshalb mehr auf ihn eingeht und so andere Elemente seines Kommunikationsrepertoires aktiviert.

7.3.5 Schritt 5: Vertiefung der Beziehung

Frau Winkler hat während des AI-Trainingsprogramms viel gelernt und fühlt sich Herrn Böhm so nahe wie seit Jahren nicht mehr, vielleicht sogar noch *näher* als früher, weil sie immer mehr Fähigkeiten entwickelt, die sie braucht, um non-

Tabelle 7-4: Kontaktaufnahme zu Herrn Böhm

Grundelemente der Kommunikation	
1. Blickkontakt	Herr Böhm hat mehrmals Blickkontakt zu mir aufgenommen. Das war etwas ganz Besonderes, weil er das schon sehr lange nicht mehr getan hat. Ab und zu hat er auch sein neues Mobile an der Decke betrachtet.
2. Gesichts-ausdruck	Ich glaube, sein Gesichtsausdruck war meistens neutral, aber sicher bin ich mir nicht, weil er sehr oft seinen Kiefer bewegt hat.
3. Sprache/Sprachlaute	Nichts dergleichen.
4. Geräusche	Herr Böhm hat keine Geräusche von sich gegeben.
5. Körperkontakt	Wir hatten deutlich mehr Körperkontakt als beim letzten Mal. Ich habe Herrn Böhms Hand genommen und er hat meine Hand rhythmisch gedrückt. Als Herr Böhm mit seiner Hand über seine Gesichtshälfte und seinen Hinterkopf strich, habe ich versucht, den Rhythmus dieser Aktivität auf seinem Unterarm zu wiederholen.
6. Gesten	Herr Böhm hat einige Male über seine Gesichtshälfte und über seinen Hinterkopf gestrichen. Er hat dies mehrmals und immer auf die gleiche Art getan. Er hat dieses Mal auch häufig seine Kiefer mahlend bewegt. Wie beim letzten Mal hat Herr Böhm in Erwartung seines Essens den Mund geöffnet.
7. Nachahmung	Ich habe nichts dergleichen beobachtet.
8. Körperhaltung	Wie beim letzten Mal lag Herr Böhm die ganze Zeit flach auf dem Rücken, abgesehen von den Zeiten, in denen ich sein Bett hochgestellt habe, damit er leichter essen konnte.
9. Emotionen	Ich konnte bei Herrn Böhm immer noch keine emotionale Reaktion beobachten.
10. Rollentausch	Ein Rollentausch hat auch dieses Mal nicht stattgefunden.

verbal mit ihm zu interagieren. Gelegentlich spricht sie noch mit ihm, aber weniger als früher und sie traut sich immer öfter, über Berührungen mit ihm zu kommunizieren. Diese Art der Kommunikation bietet Herrn Böhm die Möglichkeit, optimal zu reagieren und sie inspiriert Frau Winkler, ihre Fähigkeiten weiter auszubauen, um Herrn Böhm noch näher zu kommen. Es folgt die Beschreibung einer der letzten Interaktionen von Frau Winkler und Herrn Böhm im Rahmen des Trainingsprogramms.

Die erste Handlung von Frau Winkler in dieser Sitzung bestand darin, das Seitengitter an Herrn Böhms Bett so weit wie möglich herunterzulassen. Auf diese Art und Weise konnte sie ihm so nahekommen, wie es ihm angenehm war. Anschließend setzte sie sich seitlich vor Herrn Böhm, damit er sie gut sehen konnte. Herrn Böhms rechte Hand lag auf der entsprechenden Seite oben auf der Bettdecke und seine linke geballt neben seinem Hals. Er nahm sofort Blickkontakt zu Frau Winkler auf und sie ergriff seine rechte Hand. Er drückte ihre Hand und schaute ihr direkt in die Augen. Er bewegte seine Zunge im Mund hin und her, was aussah, als versuche er, mit seinen Lippen Wörter zu formen. Frau Winkler saß Herrn Böhm direkt gegenüber und begann, im Rhythmus seiner Mundbewegungen leicht auf seine linke Hand zu klopfen. Sie setzten dies eine Weile fort und ab und zu führte Herr Böhm seine und Frau Winklers Hand, die er umklammert hielt, durch die Luft. Als Frau Winkler Herrn Böhms Hand irgendwann losließ, begann er, seine Finger auf seiner Seite des Bettes zu bewegen, sodass ein scharrendes und kratzendes Geräusch zu hören war. Frau Winkler machte das Gleiche mit ihrer Hand auf ihrer Seite und klopfte dann im gleichen Rhythmus ganz sanft auf seine Brust. Herr Böhm ließ Frau Winkler nicht aus den Augen, was sie als durchdringend und gleichzeitig entspannend empfand – eine etwas ungewöhnliche, aber herrliche Kombination. Sie waren dabei, Kontakt zueinander aufzunehmen. Frau Winkler streichelte Herrn Böhms geballte linke Hand und er hob seine Hand seitlich an sein Gesicht und über seinen Kopf. Dies war definitiv eine von Herrn Böhms kommunikativen Verhaltensweisen, die etwas zu bedeuten hatten. Anschließend legte er seine Hand wieder auf die Bettdecke und kratzte erneut darauf. Frau Winkler versuchte, den Rhythmus auf der Bettdecke zu wiederholen und Herr Böhm bewegte seine Finger immer weiter auf sie zu. Nach einer Weile traute sich Frau Winkler, etwas Neues auszuprobieren – sie strich mit ihrer Hand über Herrn Böhms Gesichtshälfte und über seinen Kopf, so wie er es immer machte. Als sie dies tat, war Herr Böhm zuerst erstaunt, doch dann ging ein kaum wahrnehmbares Strahlen über sein Gesicht. Frau Winkler traute ihrer Wahrnehmung nicht und ergriff erneut Herrn Böhms Hand, um seine kratzende Bewegung nachzuahmen. Sie legte ihre Hand über seine, ahmte durch leichtes Streicheln seine Bewegung nach und zog ihre Hand dann weg. Herr Böhm führte seine Hand schnell zu ihrer Hand und ergriff sie. Es war unglaublich! Das hatte er noch nie getan – für Frau Winkler ein echter Durchbruch! Ermutigt durch seine Reaktion strich Frau Winkler erneut über Herrn Böhms Gesicht und Kopf und da war es wieder – ein breites Lächeln! Sie lächelten sich eine gefühlte Ewigkeit an und als Frau Winkler zu ihrer Gruppe zurückkehrte, hatte sie das Gefühl, eine großartige Leistung vollbracht zu haben. In Fragebogen „Grundelemente der Kommunikation" (**Tab. 7-5**) schildert Frau Winkler diese Interaktion wie folgt:

Tabelle 7-5: Vertiefung der Beziehung zu Herrn Böhm

Grundelemente der Kommunikation	
1. Blickkontakt	Während der ganzen Sitzung bestand Blickkontakt zwischen Herrn Böhm und mir. Es war ein wunderbares Gefühl und kein bisschen unangenehm – eine vielleicht etwas eigenartige Kombination!
2. Gesichtsausdruck	Herr Böhms Gesichtsausdruck war nicht mehr die ganze Zeit neutral, sondern er lächelte während dieser Interaktion mehrmals. Das war außergewöhnlich, denn ich habe ihn schon seit Jahren nicht mehr lächeln sehen!
3. Sprache/ Sprachlaute	Herr Böhm hat sich nicht verbal geäußert.
4. Geräusche	Er hat auch keine Geräusche von sich gegeben.
5. Körperkontakt	In dieser Sitzung gab es häufig Körperkontakt. Herr Böhm hat meine Hand ergriffen, das war wunderbar! Ich habe auch über sein Gesicht und seinen Kopf gestrichen – ich glaube, das war der Grund, weshalb er gelächelt hat!
6. Gesten	Herr Böhm hat mit seinen Fingern ein kratzendes Geräusch produziert. Außerdem hat er über seine Gesichtshälfte und über seinen Kopf gestrichen und seine Hand ausgestreckt, um meine zu ergreifen.
7. Nachahmung	Dieses Mal gab es eine Nachahmung. Beim „Kratzen" auf der Bettdecke habe ich meine Hand in eine Richtung bewegt und Herr Böhm hat es nachgemacht.
8. Körperhaltung	Herr Böhm lag wie immer auf dem Rücken, aber ich war ihm viel näher als in den Sitzungen davor.
9. Emotionen	Ich bin sicher, dass Herr Böhm glücklich war – ich habe ihn lächeln sehen! Zudem war er sehr eifrig und interaktiv.
10. Rollentausch	Dieses Mal fand definitiv mehrmals ein Rollentausch statt. Das „Kratzen" mit unseren Fingern war wie ein Spiel – du tust etwas und ich mache es dir nach.

7.4 Gruppendiskussion

Frau Winkler konnte es in der letzten Gruppendiskussion kaum erwarten, der Trainingsleiterin und den anderen Trainingsteilnehmern von ihrer Interaktion mit Herrn Böhm zu berichten. Außerdem wollte sie darüber sprechen, wie sie nach Abschluss des Trainings vorgehen sollte, um in diesem Sinne weiterzuarbeiten. In dem Teil der Diskussion, der nun folgt, geht es um Frau Winkler.

Trainingsleiterin: Hallo Frau Winkler, Sie strahlen ja so! Wie war das Training für Sie?

Frau Winkler: Es ist besser gelaufen als ich je gedacht hätte. Es ist mir gelungen, wieder Kontakt zu meinem Freund aufzunehmen. Das ist ein richtig gutes Gefühl!

Trainingsleiterin: Sehr gut! Würden Sie uns erzählen, wie Sie das geschafft haben?

Frau Winkler: Ich will es versuchen! Ich glaube, durch das AI-Training habe ich gelernt, was Kommunikation eigentlich ist. Dass es dabei nicht bloß darum geht, uns über das Fernsehprogramm vom Vorabend zu unterhalten oder darüber, wie wir die neue Frisur von Frau Sowieso finden. Ich achte jetzt auf Dinge, die ich früher nie für wichtig gehalten hätte.

Trainingsleiterin: Gut. Können Sie das näher erläutern?

Frau Winkler: Ja. Am Anfang des Trainings habe ich immer etwas mitgenommen – eine Art Hilfsmittel, wenn Sie so wollen. Ich habe Herrn Böhm immer etwas zu essen oder zu trinken mitgebracht, weil ich befürchtet habe, irgendwann nicht mehr zu wissen, was ich tun soll. Ich hatte Angst, ich könnte mich in der Situation unwohl oder sogar hilflos fühlen. Wenn ich auf die ersten Sitzungen zurückblicke, wird mir jetzt klar, dass ich viel gesprochen habe!

Trainingsleiterin: Was glauben Sie, weshalb Sie das getan haben?

Frau Winkler: Das tun wir bei der Kommunikation doch alle, oder? Es ist unser Sicherheitspaket. Wir haben gelernt, uns durch Reden über peinliche Gesprächspausen zu retten. Das ist doch so eine Art Hilfsmittel, oder? Weil ich inzwischen weiß, dass Herr Böhm nicht spricht und wahrscheinlich auch nicht versteht, was man ihm sagt, muss ich mich auf seine Ebene begeben und ihn da abholen, wo er ist, wenn Sie so wollen.

Trainingsleiterin: Sehr gut ausgedrückt! Wissen Sie schon, was Sie nach dem Training als Nächstes bei Herrn Böhm ausprobieren wollen?

Frau Winkler: Vielleicht ist die Idee abwegig, aber ich möchte Herrn Böhms Hündin Isa gerne zur nächsten Sitzung mitnehmen. Die beiden waren früher unzertrennlich und jetzt scheint er sie nicht mehr zu kennen. Abgesehen davon haben Tiere immer eine wichtige Rolle in seinem Leben gespielt und ich glaube, dass es ihm sehr guttun wird, wenn es mir gelingt, den Kontakt zu ihr wieder herzustellen. Für Isa übrigens auch, nicht zu vergessen!

Trainingsleiterin: Das ist gar nicht abwegig! Die beiden haben in der Vergangenheit ja schon nonverbal miteinander kommuniziert, also ist das für sie nichts Neues! Haben Sie schon eine Idee, wie Sie vorgehen wollen?

Frau Winkler: Seit ich weiß, wie positiv Herr Böhm auf Berührungen reagiert, werde ich ihm wohl zuerst helfen, Isa zu streicheln. Ich werde seine

Hand nehmen und sie über Isas Körper führen, damit er spürt, wie sich ihr Fell anfühlt.

Trainingsleiterin: Eine sehr gute Idee. Es würde mich wirklich interessieren, zu hören, wie er darauf reagiert.

7.5 Zusammenfassung

Wie Herrn Böhms Geschichte zeigt, braucht er trotz seiner ruhigen und zurückhaltenden Art immer noch menschlichen Kontakt. Es ist wahrscheinlich heute mehr denn je wichtig für Herrn Böhm, zu wissen und zu spüren, dass er Teil von etwas ist, Teil einer sozialen Welt, in der er wahrgenommen wird und anderen Menschen etwas bedeutet. Vielleicht sind die Betreuungspersonen jetzt eher bereit, ihn in seinem Zimmer zu besuchen, allein um mit ihm zu interagieren oder ihn in den Tagesraum zu bringen oder ihn zu ermutigen, sich zu den anderen Bewohnern zu setzen. Frau Winkler hofft, dass Herr Böhm eines Tages in der Lage sein wird, mit seiner Hündin Isa zu interagieren und sich über ihren Anblick zu freuen. Herrn Böhm zu helfen, Isa zu berühren und zu streicheln, kann hilfreich sein – ein anderes Mal wieder nicht. Die Erwartungen, die wir mit Blick auf die Menschen haben, die wir betreuen, werden nicht immer erfüllt. Ein Ende wie im Märchen ist uns nicht immer beschieden. Sich am Kommunikationspartner zu orientieren, führt im Rahmen der AI dagegen immer zum Erfolg. Nicht wir entscheiden, was für die Betroffenen „wichtig ist“, wir erarbeiten es *gemeinsam* mit ihnen.

Nachwort

Wir hoffen, dass die Lektüre unseres Buches Sie neugierig auf AI gemacht hat und dass Ihnen klar geworden ist, welche Vorteile dieser Ansatz Ihnen und den Menschen, die Sie lieben und betreuen, bietet. Natürlich wollen wir mit unserem Buch die Leser animieren, mit Menschen zu interagieren, die Demenz haben. Gleichzeitig weisen wir jedoch darauf hin, dass dieses Buch keine Gebrauchsanleitung ist, sondern eine Einführung in die AI und die diesem Ansatz zugrunde liegenden theoretischen und wissenschaftlichen Aspekte. Ob dieser Ansatz in der häuslichen Umgebung oder in Pflegeeinrichtungen Anwendung findet, zu seiner effizienten Umsetzung gehören in jedem Fall eine sorgfältige Planung, eine fundierte Wissensgrundlage, und genaue Überwachung sowie Feedback. All dies wird sichergestellt durch unsere validierten Trainingsprogramme, die darauf abzielen, Einzelpersonen und Organisationen zu einem problemlosen und ethisch einwandfreien Umgang mit AI zu befähigen. Mehr Information finden Sie unter www.astellis.co.uk.

Wir bedanken uns für Ihr Interesse an AI und hoffen sehr, dass Sie diesen Ansatz genauso spannend und hilfreich finden wie wir. Zum Schluss möchten wir Ihnen die Kommentare einiger Trainingsteilnehmer präsentieren.

„Die wichtigste Erkenntnis, die ich gewonnen habe, ist die, dass nonverbale Kommunikation für viele unserer Klienten bedeutend sinnvoller ist als verbale, weil bei den meisten von ihnen die Demenz weit fortgeschritten ist."

„Man wird animiert, bei der Kommunikation achtsamer zu sein – agitierte Klienten werden ruhiger."

„Kommunikation ist für uns eine solche Selbstverständlichkeit, dass wir selbst bei Bewohnern, die nicht verbal kommunizieren können, voraussetzen, dass sie uns verstehen. Wenn wir AI anwenden, sind sie aufmerksamer und es geht ausschließlich um uns und sie."

„Man hat ein gutes Gefühl, wenn man sieht, dass man Erfolg hat. Das tut uns und den Klienten gut."

„Ich habe festgestellt, dass AI bei den Klienten etwas zum Vorschein bringt, was verborgen war. Selbst wenn es nur ein Augenzwinkern ist, es ist eine Reaktion auf etwas, dass wir getan haben. Früher hätten wir es gar nicht wahrgenommen, aber dank des Trainings können wir erkennen, dass sie auf uns reagieren. AI hat mir das Gefühl gegeben, dass ich etwas zurückbekomme und dass meine Arbeit leichter wird. Ich habe gelernt, dass Augenzwinkern eine Bedeutung hat ebenso wie eine Bewegung der Hand."

„Den Familienangehörigen ist an ihren Lieben etwas aufgefallen, dass sie seit vielen Jahren nicht mehr gesehen haben."

„Einen Schritt zurücktreten und auf die Körpersprache der Bewohner achten – ich hätte nie gedacht, dass das so viel ausmacht."

„Dieser Ansatz sollte routinemäßig angewendet werden und neben all den anderen Dingen integraler Bestandteil der Ausbildung sein."

„Selbst Familienangehörige haben einen Unterschied festgestellt und das ist wahrscheinlich der schwierigste Teil von allem."

Anhang

Adaptive Interaktion – Fragebogen

Fragebogen: Die Person kennenlernen

Die Person kennenlernen	
Wie viele Informationen haben Sie über die Person, z.B. früherer Beruf, Anzahl der Kinder, Hobbys?	
Was wissen Sie über das Leben der Person vor ihrer Krankheit?	
Welche Vorlieben und Abneigungen hat die Person?	
Was stört die Kommunikation mit der Person?	
Wie schätzen Sie die aktuelle Gefühlslage der Person ein und warum?	
Was empfinden Sie bei dem Versuch, mit der Person zu interagieren und warum?	

Fragebogen: Die Kommunikationsumgebung

Die Kommunikationsumgebung	
Wie oft interagieren andere mit der Person an einem ganz normalen Tag?	
Welche „Art“ der Kommunikation kommt am häufigsten vor? „Funktionale“ (aufgabenorientierte) oder „soziale“?	

Fragebogen: Grundelemente der Kommunikation

Namen der Kommunikatoren:	Datum:	Zeit:
Grundelemente der Kommunikation		
1. Blickkontakt		
2. Gesichtsausdruck		
3. Sprache/Sprachlaute		
4. Geräusche		
5. Körperkontakt		
6. Gesten		
7. Nachahmung		
8. Körperhaltung		
9. Emotionen		
10. Rollentausch		

Literaturverzeichnis

Almberg, B., Grafström, M. & Winblad, B. (1997). Major strain and coping strategies as reported by family members who care for aged demented relatives. *Journal of Advanced Nursing, 26*(4), 683–691. http://doi.org/10.1046/j.1365-2648.1997.00392.x

Alzheimer, A. (1907). A characteristic disease of the cerebral cortex. In K. Bick, L. Amaducci & P. Giancarlo (Eds.), *The Early Story of Alzheimer's Disease*. Padova, Italy: Liviana Press.

Alzheimer's Disease International. (2015). *Dementia Friends*. Available from https://www.alz.co.uk/dementiafriendly-communities/dementia-friends

Astell, A.J. & Ellis, M.P. (2006). The social function of imitation in severe dementia. *Infant and Child Development, 15*(3), 311–319. http://doi.org/10.1002/icd.455

Astell, A.J., Ellis, M.P., Alm, N., Dye, R. & Gowans, G. (2010). Stimulating people with dementia to reminisce using personal and generic photographs. *International Journal of Computers in Healthcare, 1*(2), 177–198. http://doi.org/10.1504/IJCIH.2010.037461

Astell, A.J., Ellis, M.P., Bernardi, L., Bowes, M., Tunnard, C. & Webb, H. (2005). A Review of the Needs of People with Dementia and Their Caregivers. *Unpublished review prepared for CRAM International Ltd*, London, UK.

Astell, A.J., Ellis, M.P. & Hockey, H.J. (2004). Social cognition in dementia. *Journal of Cognitive Neuroscience*, supplement, 126.

Aström, S., Nilsson, M., Norberg, A., Sandman, P.O. & Winblad, B. (1991). Staff burnout in dementia care – relations to empathy and attitudes. *International Journal of Nursing Studies, 28*(1), 65–75. http://doi.org/10.1016/0020-7489(91)90051-4

Azuma, T. & Bayles, K. (1997). Memory impairments underlying language difficulties in dementia. *Topics in Language Disorders, 18*(1), 58–71. http://doi.org/10.1097/00011363-199711000-00007

Baker, R., Angus, D., Smith-Conway, E., Baker, K.S., Gallois, C., Smith, A., Wiles, J. & Chenery, H.J. (2015). Visualising conversations between care home staff and residents with dementia. *Ageing and Society First View, 35*(2), 1–28. http://doi.org/10.1017/S0144686X13000640

Batty, M. & Taylor, M.J. (2003). Early processing of the six basic facial emotional expressions. *Cognitive Brain Research, 17*(3), 613–620. http://doi.org/10.1016/S0926-6410(03)00174-5

Bayles, K.A. & Tomoeda, C.K. (1991). Caregiver report of prevalence and appearance order of linguistic symptoms in Alzheimer's patients. *Gerontologist, 31*(2), 210–216. http://doi.org/10.1093/geront/31.2.210

Bayles, K.A. & Tomoeda, C.K. (1993). *Arizona Battery for Communication Disorders of Dementia*. Austin, TX: PRO-ED.

Beach, S.R., Schulz, R., Williamson, G., Miller, L.S., Weiner, M.F. & Lance, C.E. (2005). Risk factors for potentially harmful informal caregiver behaviour. *Journal of the American Gerontological Society, 53*, 255–261.

Berg, A., Hansson, U.W. & Hallberg, I.R. (1994). Nurses' creativity, tedium and burnout during 1 year of clinical supervision and implementation of individually planned nursing care: comparisons between a ward for severely demented patients and a similar control ward. *Journal of Advanced Nursing, 20*(4), 742–749.

Bird, M., Llewellyn-Jones, R., Smithers, H. & Korten, A. (2002). *Psychosocial approaches to challenging behaviour in dementia: a controlled trial.* Canberra: Department of Health and Ageing.

Bowie, P. & Mountain, G. (1993). Using direct observation to record the behavior of long stay patients with dementia. *International Journal of Geriatric Psychiatry 8*, 857–864. http://doi.org/10.1002/gps.930081009

Brooker, D. (2003). What is person-centred care in dementia? *Reviews in Clinical Gerontology, 13*(3), 215–222.

Brooker, D. (2006). *Person-Centred Dementia Care: Making Services Better.* London: Jessica Kingsley Publishers.

Buber, M. (1958). *I and Thou* [translated by Ronald Gregor Smith]. New York: Scribners.

Bull, P. (2002). *Communication Under the Microscope: The Theory and Practice of Microanalysis.* Hove, UK: Routledge. http://doi.org/10.4324/9780203408025

Burgio, L.D., Engel, B.T., Hawkins, A., McCormick, K. & Scheve, A. (1990). A descriptive analysis of nursing staff behaviors in a teaching nursing home: Differences among NAs, LPNs, and RNs. *Gerontologist, 30*(1), 107–112. http://doi.org/10.1093/geront/30.1.107

Burgoon, J.K., Buller, D.B., Hale, J.L. & de Turcke, M.A. (1984). Relational messages associated with nonverbal behaviours. *Human Communication Research, 10*(3), 351–378. http://doi.org/10.1111/j.1468-2958.1984.tb00023.x

Burgoon, J.K., Guerrero, L.K. & Floyd, K. (2009). *Nonverbal Communication.* Boston, MA: Allyn & Bacon.

Caldwell, P. (2005). *Finding You Finding Me: Using Intensive Interaction to Get in Touch with People whose Severe Learning Disabilities Are Combined with Autistic Spectrum Disorder.* London: Jessica Kingsley Publishers.

Caldwell, P. (2008). Intensive Interaction; Getting in Touch with a Child with Severe Autism. In S. Zeedyk (Ed.) *Techniques for Promoting Social Engagement in Individuals with Communicative Impairments.* London: Jessica Kingsley Publishers.

Caldwell, P., Hoghton, M. & Mytton, P. (2010). *Autism and Intensive Interaction: Using Body Language to Reach Children on the Autistic Spectrum.* London: Jessica Kingsley Publishers.

Caldwell, P. & Horwood, J. (2007). *From Isolation to Intimacy: Making Friends without Words.* London: Jessica Kingsley Publishers.

Campbell, N. (2007). On the Use of Nonverbal Speech Sounds in Human Communication. In A. Esposito, M. Faundez-Zanuy, E. Keller & M. Marinaro (Eds.) *Verbal and Nonverbal Communication Behaviours*, [Lecture Notes in Computer Science] 4775. Berlin: Springer.

Carstensen, L.L., Fisher, J.E. & Malloy, P.M. (1995). Cognitive and affective characteristics of socially withdrawn nursing home residents. *Journal of Clinical Geropsychology, 1*(3), 207–218.

Chappell, N.L. & Novak, M. (1992). The role of support in alleviating stress among nursing assistants. *Gerontologist, 32*(3), 351–359. http://doi.org/10.1093/geront/32.3.351

Chatterjee, A., Strauss, M.E., Smyth, K.A. & Whitehouse, P.J. (1992). Personality changes in Alzheimer's disease. *Archives of Neurology, 49*(5), 486–491. http://doi.org/10.1001/archneur.1992.00530290070014

Clark, H.H. & Brennan, S.E. (1991). Grounding in communication. In L.B. Resnick, J.M. Levine & S.D. Teasley (Eds.) *Perspectives on Socially Shared Cognition.* Washington, DC: APA.

Clark, H.H. & Wilkes-Gibbs, D. (1986). Referring as collaborative process. *Cognition, 22*, 1–39. http://doi.org/10.1016/0010-0277(86)90010-7

Coia, P. & Jardine Handley, A. (2008). Developing relationships with people with profound learning disabilities through intensive interactions. In M.S. Zeedyk (Ed.) *Promoting Social In-*

teraction for Individuals with Communicative Impairments. London: Jessica Kingsley Publishers.

Constable, J.F. & Russell, D.W. (1986). The effect of social support and the work environment upon burnout among nurses. *Journal of Human Stress, 12*(1), 20–26. http://doi.org/10.1080/0097840X.1986.9936762

Darwin, C. (1872). *The Expression of Emotion in Man and Animals*. New York: Oxford University Press. http://doi.org/10.1037/10001-000

Day, J.R. & Anderson, R.A. (2011). Compassion fatigue: an application of the concept to informal caregivers of family members with dementia. *Nursing Research and Practice*, http://doi.org/10.1155/2011/408024

Dijkstra, K., Bourgeois, M., Petrie, G., Burgio, L. & Allen-Burge, R. (2002). My recaller is on vacation: Discourse analysis of nursing-home residents with dementia. *Discourse Processes, 33*(1), 53–76. http://doi.org/10.1207/S15326950DP3301_03

Duffy, M. (1999). Reaching the person behind the dementia. In M. Duffy (Ed.) *Handbook of Counselling and Psychotherapy in Older Adults*. New York: Wiley.

Ellis, M.P. & Astell, A.J. (2004). The urge to communicate in severe dementia. *Brain and Language, 91*(1), 51–52. http://doi.org/10.1016/j.bandl.2004.06.028

Ellis, M.P. & Astell, A.J. (2008). Promoting Communication with People with Severe Dementia. In S. Zeedyk (Ed.) *Techniques for Promoting Social Engagement in Individuals with Communicative Impairments*. London: Jessica Kingsley Publishers.

Ellis, M.P. & Astell, A.J. (2017). Communicating with people living with dementia who are non-verbal: The creation of Adaptive Interaction. *PLoS One, 12*(8), e0180395. http://doi.org/10.1371/journal.pone.0180395

Ernst, P. & Shaw, J. (1980). Touching is not taboo. *Geriatric Nursing, 1*(3), 193–195. http://doi.org/10.1016/S0197-4572(80)80072-3

Feast, A., Orrell, M., Charlesworth, G., Melunsky, N., Poland, F. & Moniz-Cook, E. (2016). Behavioural and psychological symptoms in dementia and the challenges for family carers: Systematic review. *British Journal of Psychiatry, 208*(5), 429–434. http://doi.org/10.1192/bjp.bp.114.153684

Feil, N. (1993). *The Validation Breakthrough: Simple Techniques for Communicating with People with Alzheimer's-Type Dementia*. Baltimore, MD: Health Professions Press.

Feldman, R., Singer, M. & Zagoory, O. (2010). Touch attenuates infants' physiological reactivity to stress. *Developmental Science, 13*, 271–278. http://doi.org/10.1111/j.1467-7687.2009.00890.x

Galati, D., Miceli, R. & Sini, B. (2001). Judging and coding facial expressions in congenitally blind children. *International Journal of Behavioral Development, 25*(3), 268–278. http://doi.org/10.1080/01650250042000393

Gleeson, M. & Timmins, F. (2004). Touch: A fundamental aspect of communication with older people with dementia. *Nursing Older People, 16*(2), 18–21. http://doi.org/10.7748/nop2004.04.16.2.18.c2302

Goldin-Meadow, S., Mylander, C. & Franklin, A. (2007). How children make language out of gesture: Morphological structure in gesture systems developed by American and Chinese deaf children. *Cognitive Psychology, 55*(2), 87–135. http://doi.org/10.1016/j.cogpsych.2006.08.001

Gratier, M., Devouche, E., Guellai, B., Infanti, R., Yilmaz, E. & Parlato-Oliveira, E. (2015). Early development of turn-taking in vocal interactions between mothers and infants. *Frontiers in Psychology, 6*, 1167. http://doi.org/10.3389/fpsyg.2015.01167

Gutmanis, I., Snyder, M., Harvey, D., Hillier, L.M. & LeClair, J.K. (2015). Health care redesign for responsive behaviours – the Behavioural Supports Ontario experience: Lessons learned and keys to success. *Canadian Journal of Community Mental Health, 34*(1), 45–63. http://doi.org/10.7870/cjcmh-2015-001

Haden, C.A. (1998). Reminiscence with different children: Relating maternal stylistic consistency and sibling similarity in talk about the past. *Developmental Psychology, 34*, 99–114. http://doi.org/10.1037/0012-1649.34.1.99

Harlow, H. (1958). The nature of love. *American Psychologist, 13*, 673–685. http://doi.org/10.1037/h0047884

Hartling, L.M. & Luccheta, T. (1999). Humiliation: Assessing the impact of derision, degradation, and debasement. *Journal of Primary Prevention, 19*(4), 259–278. http://doi.org/10.1023/A:1022622422521

Hazelhof, T.J.G.M., Schoonhoven, L., van Gaal, B.G.I., Koopmans, R.T.C.M. & Gerritsen, D.L. (2016). Nursing staff stress from challenging behaviour of residents with dementia: A concept analysis. *International Nursing Review, 63*(3), 507–516. http://doi.org/10.1111/inr.12293

Hepburn, K.W., Tornatore, J., Center, B. & Ostwald, S.W. (2001). Dementia family caregiver training: Affecting beliefs about caregiving and caregiver outcomes. *Journal of the American Geriatrics Association, 49*(4), 450–457. http://doi.org/10.1046/j.1532-5415.2001.49090.x

Hershman Shitrit, M. & Cohen, J. (2016). Why do we enjoy reality shows: Is it really all about humiliation and gloating? *Journal of Media Psychology*, http://doi.org/10.1027/1864-1105/a000186

Hertenstein, M.J., Verkamp, J.M., Kerestes, A.M. & Holmes, R.M. (2006). The communicative functions of touch in humans, nonhuman primates, and rats: A reviews and synthesis of empirical research. *Genetics Society General Psychology Monograph, 132*, 5–94. http://doi.org/10.3200/MONO.132.1.5-94

Hewett, D. (1996). How to Do Intensive Interaction. In M. Collis & P. Lacey (Eds.) *Interactive Approaches to Teaching: A Framework for INSET*. London: David Fulton.

Ho, S., Foulsham, T. & Kingstone, A. (2015). *Speaking and listening with the eyes: Gaze signaling during dyadic interactions, PLOS ONE, 10*(8), e0136905.

Hobson, P. (1993). *Autism and the Development of Mind*. Hillsdale, NJ: Lawrence Erlbaum Assoc.

Holler, J., Hendrick, K.H., Casillas, M. & Levinson, S.C. (2015). Editorial: Turn-taking in human communicative interaction. *Frontiers in Psychology, 6*, 1919. http://doi.org/10.3389/fpsyg.2015.01919

Holt-Lunstad, J., Birmingham, W.C. & Light, K.C. (2014). Relationship quality and oxytocin influence of stable and modifiable aspects of relationships. *Journal of Social and Personal Relationships, 32*(4), 472–490. http://doi.org/10.1177/0265407514536294

Iacoboni, M. (2009). Imitation, empathy, and mirror neurons. *Annual Review of Psychology, 60*, 653–670. http://doi.org/10.1146/annurev.psych.60.110707.163604

International Telecommunication Union (ITU). (2015). *ITU releases 2015 ICT figures*. Available from https://www.itu.int/net/pressofce/press_releases/2015/17.aspx#.WT0pFMaZNPs

Iverson, J. & Goldin-Meadow, S. (1997). What's communication got to do with it? Gesture in children blind from birth. *Developmental Psychology, 33*(3), 453–467. http://doi.org/10.1037/0012-1649.33.3.453

Katzman, R. (1976). The prevalence and malignancy of Alzheimer's disease. *Archives of Neurology, 33*(4), 217–218. http://doi.org/10.1001/archneur.1976.00500040001001

Katzman, R. & Karasu, T.B. (1975). Differential Diagnosis of Dementia. In W. Fields (Ed) *Neurological and Sensory Disorders in the Elderly*. New York: Grune & Stratton.

Kellett, M. (2000). Sam's story: Evaluating Intensive Interaction in terms of effect on the social and communicative ability of a young child with advanced learning difficulties. *Support for Learning, 15*(4), 165–171. http://doi.org/10.1111/1467-9604.00170

Kellett, M. (2003). Jacob's journey: Developing sociability and communication in a young boy with severe and complex learning difficulties using the intensive interaction teaching approach. *Journal of Research in Special Educational Needs, 3*(1), 116–121. http://doi.org/10.1111/j.1471-3802.2003.00181.x

Kitwood, T. (1990). The dialectics of dementia: With particular reference to Alzheimer's disease. *Ageing and Society, 10*(2), 177–196. http://doi.org/10.1017/S0144686X00008060

Kitwood, T. (1997). *Dementia Reconsidered: The Person Comes First*. Buckingham: Open University Press.

Kitwood, T. & Bredin, K. (1992). Towards a theory of dementia care: Personhood and well-being. *Ageing and Society, 12*(3), 269–287. http://doi.org/10.1017/S0144686X0000502X

Kleinke, C. L. (1986). Gaze and eye contact: A research review. *Psychological Bulletin, 100*(1), 78–100. http://doi.org/10.1037/0033-2909.100.1.78

Knapp, M. L. & Hall, J. A. (2010). *Nonverbal Communication in Human Interaction* (7th edition). Wadsworth, Canada: Cengage Learning.

Koder, D., Hunt, G. E. & Davison, T. (2014). Staff's views on managing symptoms of dementia in nursing home residents. *Nursing and People, 26*(10), 31–36. http://doi.org/10.7748/nop.26.10.31.e638

Krauss, R. M. (2005). The Psychology of Verbal Communication. In N. Smelser & P. Baltes (Eds.) *International Encyclopedia of the Social and Behavioral Sciences*. London: Elsevier.

Lhommet, M. & Marsella, S. C. (2015). Expressing Emotion through Posture and Gesture. In R. Calvo, S. D'Mello, J. Gratch & A. Kappas (Eds.) *The Oxford Handbook of Affective Computing, Oxford Library of Psychology*. Oxford: Oxford University Press.

Lima, E. D. R. S. & Cruz-Santos, A. (2012). Aquisição dos gestos na comunicação pré-linguística: Uma abordagem teórica Acquisition of gestures in prelinguistic communication: A theoretical approach. *Rev Soc Bras Fonoaudiol, 17*(4), 495–501. http://doi.org/10.1590/S1516-80342012000400022

Lubinski, R. (1995). State of the art perspectives on communication in nursing homes. *Topics in Language Disorders, 15*(2), 1–19. http://doi.org/10.1097/00011363-199502000-00003

MacDonald, G. & Leary, M. R. (2005). Why does social exclusion hurt? The relationship between social and physical pain. *Psychological Bulletin, 131*(2), 202–223. http://doi.org/10.1037/0033-2909.131.2.202

Mast, J. (2016). The dark side of reality TV: Professional ethics and the treatment of reality show participants. *International Journal of Communication, 10*, 2179–2200.

Matsumoto, D. & Hwang, H. S. (2011). *Reading facial expressions of emotion. Psychological Science Agenda, Science Brief.* Washington, DC: APA. Available from https://www.apa.org/science/about/psa/2011/05/facial-expressions.aspx

Medina, J. & Weintraub, S. (2007). Depression in primary progressive aphasia. *Journal of Geriatric Psychiatry and Neurology, 20*(3), 153–160. http://doi.org/10.1177/0891988707303603

Mehrabian, A. (1971). *Silent Messages*. Belmont, CA: Wadsworth Publishing.

Meltzoff, A. N. & Moore, M. K. (1983). Newborn infants imitate adult facial gestures. *Child Development, 54*(3), 702–709. http://doi.org/10.2307/1130058

Moniz-Cook, E., Woods, B. & Gardiner, E. (2000). Staff factors associated with perception of behaviour as 'challenging' in residential and nursing homes. *Ageing and Mental Health, 4*(1), 48–55. http://doi.org/10.1080/13607860055973

Nadel, J., Croué, S., Mattlinger, M-J., Canet, P., Hudelot, C., Lécuyer, C. & Martini, M. (2000). Do children with autism have expectancies about the social behaviour of unfamiliar people? A pilot study using the still face paradigm. *Autism, 4*(2), 133–145. http://doi.org/10.1177/1362361300004002003

Neal, M. & Barton Wright, P. (2003). Validation therapy for dementia. *Cochrane Database of Systematic Reviews*. http://doi.org/10.1002/14651858.CD001394

Nelson, K. (1985). *Making Sense: The Acquisition of Shared Meaning*. New York: Academic Press.

Newson, J. (1978). Dialogue and Development. In A. Lock (Ed.) *Action, Gesture and Symbol: The Emergence of Language*. New York: Academic Press.

Nind, M. (1996). Efficacy of Intensive Interaction: Developing sociability and communication in people with severe and complex learning difficulties using an approach based on caregiver-infant interaction. *European Journal of Special Educational Needs, 11*(1), 48–66.

Nind, M. (1999). Intensive Interaction and autism: A useful approach? *British Journal of Special Education, 26*(2), 96–102.

Nind, M. & Hewett, D. (1994). *Access to Communication: Developing the Basics of Communication with People with Severe Learning Difficulties through Intensive Interaction*. London: David Fulton.

O'Donnell, B.F., Drachman, D.A., Barnes, H.J., Peterson, K.E., Swearer, J.M. & Lew, R.A. (1992). Incontinence and troublesome behaviors predict institutionalization in dementia. *Journal of Geriatric Psychiatry and Neurology, 5*(1), 45–52. http://doi.org/10.1177/002383099200500108

Ong, D.C., Goodman, D.C. & Zaki, J. (2017). Happier than thou? A self-enhancement bias in emotion attribution. *Emotion*, http://doi.org/10.1037/emo0000309

Onyike, C.U. & Diehl-Schmid, J. (2013). The epidemiology of frontotemporal dementia. *International Review of Psychiatry, 25*(2), 130–137. http://doi.org/10.3109/09540261.2013.776523

Orange, J.B., Lubinksi, R.B. & Higginbotham, D.J. (1996). Conversational repair by individuals with dementia of the Alzheimer's type. *Journal of Speech and Hearing Research, 39*(4), 881–895. http://doi.org/10.1044/jshr.3904.881

Orange, J.B. & Purves, B. (1996). Conversational discourse and cognitive impairment: Implications for Alzheimer's disease. *Canadian Journal of Speech-Language Pathology and Audiology, 20*(2), 151–153.

Orange, J.B., Ryan, E.B., Meredith, S. & MacLean, M.J. (1995). Application of the communication enhancement model for long-term residents with Alzheimer's disease. *Topics in Language Disorders, 15*(2), 20–35. http://doi.org/10.1097/00011363-199502000-00004

Oxford Dictionaries. (2015). *Oxford Dictionaries Word of the Year*. Zugriff am 5. April 2017 unter http://blog.oxforddictionaries.com/2015/11/word-of-the-year-2015-emoji

Oxford English Dictionary. (2011). *March 2011 update: New initialisms in the OED*. Zugriff am 5. April 2017 unter http://public.oed.com/the-oed-today/recent-updates-to-the-oed/previous-updates/march-2011-update

Papoušek, M. (1995). Origins of reciprocity and mutuality in prelinguistic parent-infant 'dialogues'. In I. Markova, C.F. Graumann, & K. Foppa (Eds.) *Mutualities in Dialogue*. Cambridge: Cambridge University Press.

Paton, J., Johnston, K., Katona, C. & Livingston, G. (2004). What causes problems in Alzheimer's disease: Attributions by caregivers. A qualitative study. *International Journal of Geriatric Psychiatry, 19*(6), 527–532. http://doi.org/10.1002/gps.1118

Perrin, T. (2001). Don't despise the fluffy bunny: A reflection from practice. *British Journal of Occupational Therapy, 64*(3), 129–134. http://doi.org/10.1177/030802260106400304

Prince, M., Wimo, A., Guerchet, M., Gemma-Claire, A., Wu, Y-T. & Prina, M. (2015). *World Alzheimer Report 2015. The Global Impact of Dementia: An Analysis of Prevalence Incidence, Cost and Trends*. London: Alzheimer's Disease International. Available from https://www.alz.co.uk/research/WorldAlzheimerReport2015.pdf

Quinn, C., Clare, L. & Woods, B. (2009). The impact of the quality of relationship on the experiences and wellbeing of caregivers of people with dementia: A systematic review. *Ageing and Mental Health, 13*, 143–154. http://doi.org/10.1080/13607860802459799

Raia, P. (1999). Habilitation Therapy: A New Starscape. In L. Volicer (Ed.) *Enhancing the Quality of Life in Advanced Dementia*. New York: Brunner/Mazel Publishers.

Raia, P. (2011). Habilitation therapy in dementia care. *Age in Action, 26*(4), 2–6.

Raia, P. & Koenig-Coste, J. (1996). Habilitation therapy. *Alzheimer's Association of Eastern Massachusetts Newsletter, 14*(2), 1–2, 4–6.

Rayner, K., Bradley, S., Johnson, G., Mrozik, J.H., Appiah, A. & Nagra, M.K. (2014). Teaching intensive interaction to paid carers: Using the 'communities of practice' model to inform training. *British Journal of Learning Disabilities*, http://doi.org/10.1111/bld.12111

Ripich, D.N. (1994). Functional communication with AD patients: A caregiver training program. *Alzheimer's Disease and Associated Disorders, 8* (Supplement 3), 95–109. http://doi.org/10.1097/00002093-199404000-00011

Robinson, L., Clare, L. & Evans, K. (2005). Making sense of dementia and adjusting to loss: Psychological reactions to a diagnosis of dementia in couples. *Ageing and Mental Health, 9*(4), 337–347. http://doi.org/10.1080/13607860500114555

Rommetveit, R. (1974). *On Message Structure: A Framework for the Study of Language and Communication*. New York: Wiley.

Samuel, J. & Maggs, J. (1998). Introducing Intensive Interaction for People with Profound Learning Disabilities Living in Small Staffed Houses in the Community. In D. Hewett & M. Nind (Eds.) *Interaction in Action: Reflections on the Use of Intensive Interaction*. London: David Fulton Publishers.

Savundranayagam, M.Y., Sibalija, J. & Scotchmer, E. (2016). Resident reactions to person-centred communication by long-term care staff. *American Journal of Alzheimer's Disease and Other Disorders, 31*(6), 530–537. http://doi.org/10.1177/1533317515622291

Seligman, M.E.P. (1972). Learned helplessness. *Annual Review of Medicine, 23*(1), 407–412. http://doi.org/10.1146/annurev.me.23.020172.002203

Shea, S.C. (1998). *Psychiatric Interviewing: The Art of Understanding*, (2nd edition). Philadelphia, PA: Sanders.

Shenk, D. (2001). *The Forgetting: Alzheimer's: Portrait of an Epidemic*. New York: Anchor.

Simmons, S.F., Durkin, D.W., Rahman, A.N., Choi, L., Beuscher, L. & Schnelle, J.F. (2013). Resident characteristics related to the lack of morning care provision in longterm care. *Gerontologist, 53*(1), 151–161. http://doi.org/10.1093/geront/gns065

Smith, M. & Buckwalter, E. (2005). Behaviors associated with dementia: Whether resisting care or exhibiting apathy, an older adult with dementia is attempting communication. Nurses and other caregivers must learn to hear this language. *American Journal of Nursing, 105*(7), 40–52.

Springate, B.A. & Tremont, G. (2014). Dimensions of caregiver burden in dementia: Impact of demographic, mood and care recipient variables. *American Journal of Geriatric Psychiatry, 22*(3), 294–300. http://doi.org/10.1016/j.jagp.2012.09.006

Stivers, T., Enfeld, N.J., Brown, P., Englert, C., Hayashi, M., Heinemann, T., et al. (2009). Universals and cultural variation in turn-taking in conversation. *Proceedings of the National Academy of Sciences*, http://doi.org/10.1073/pnas.0903616106

Stokes, G. (2000). *Challenging Behaviour in Dementia. A Person-Centred Approach.* Milton Keynes: Speechmark Publishing Ltd.

Stoppe, G., Brandt, C. & Staedt, J. (1999). Behavioral problems associated with dementia. The role of newer antipsychotics. *Drugs and Aging, 14*, 41–54. http://doi.org/10.2165/00002512-199914010-00003

Swaffer, K. (2013). *Talking, dementia and humiliation* [Blog post]. Zugriff am 4. Juli 2017 unter https://kateswaffer.com/2013/01/22/talking-dementia-and-humiliationw

Sweeting, H. & Gilhooly, M. (1997). Dementia and the phenomenon of social death. *Sociology of Health and Illness, 19*(1), 93–117. http://doi.org/10.1111/j.1467-9566.1997.tb00017.x

Tennakoon, K.L.U.S. & Taras, D.G. (2012). The relationship between cell phone use and sense of security: A two-nation study. *Security Journal, 25*(4), 291–308. http://doi.org/10.1057/sj.2011.28

Tomasello, M. (1992). The social bases of language acquisition. *Social Development, 1*(1), 67–87. http://doi.org/10.1111/j.1467-9507.1992.tb00135.x

Trevarthen, C. (2004). Learning about Ourselves, from Children: Why a Growing Human Brain Needs Interesting Companions. *Research and Clinical Center for Child Development Annual Report, 26*, 9–44.

Valenza, E., Simion, F., Macchi-Cassia, V. & Umiltà, C. (1996). Face preference at birth. *Journal of Experimental Psychology: Human Perception and Performance, 22*, 892–903.

Vygotsky, L.S. (1978). *Mind in Society: The Development of Higher Psychological Processes*. Cambridge, MA: Harvard University Press.

Wiersma, E.C. & Denton, A. (2016). From social network to safety net: Dementiafriendly communities in rural northern Ontario. *Dementia, 15*(1), 51–68. http://doi.org/10.1177/1471301213516118

Woods, R.T. (1999). Psychological Therapies in Dementia. In R.T. Woods (Ed.) *Psychological Problems of Ageing*. Chichester: Wiley.

Woods, R.T., Keady, J. & Seddon, D. (2007). *Involving Families in Care Homes: A Relationship-Centred Approach to Dementia Care*. London: Jessica Kingsley Publishers.

Zarit, S.H. & Edwards, A.B. (2008). Family Caregiving: Research and Clinical Interventions. In R.T. Woods & L. Clare (Eds.) *Handbook of the Clinical Psychology of Ageing*, 2nd edition. New York: John Wiley & Sons, Ltd.

Zephoria Digital Marketing. (2017). *The Top 20 Valuable Facebook Statistics – Updated July 2017*. Zugriff am 9. Juli 20917 unter https://zephoria.com/top-15-valuable-facebook-statistics

Dementia-Care Programm des Verlags Hogrefe

Aktivierung

Spector, A., Thorgrimsen, L., Woods, B. & Orrell, M. (2012). *Kognitive Anregung (CST) für Menschen mit Demenz*. Bern: Huber.

Tschan, E. (2014). *Integrative Aktivierende Alltagsgestaltung – Konzept und Anwendung*. Bern: Huber.

Tuntland, H. (2019). *Das ADL/ IADL-Handbuch. Das Selbstversorgungshandbuch für Pflegende und Ergotherapeuten*. Bern: Hogrefe.

Waldboth, V., Suter-Riederer, S., Föhn, M., Schneiter-Ulmann, R. & Imhof, L. (2017). *Pflanzengestützte Pflege*. Bern: Hogrefe.

Zoutewelle-Moris, S. (2019). *Wenn es Schokolade regnet – 99 kreative Ideen für die Arbeit mit Menschen mit Demenz* (2. Aufl.). Bern: Hogrefe.

Angehörigenarbeit

Wilz, G., Schinkötte, D. & Kalytta, T. (2015). *Therapeutische Unterstützung für pflegende Angehörige von Menschen mit Demenz*. Göttingen: Hogrefe.

Woods, B., Keady, J. & Seddon, D. (2009). *Angehörigenintegration*. Bern: Huber.

Assessment

Becker, S., Kaspar, R. & Kruse, A. (2010). *H.I.L.DE – Heidelberger Instrument zur Erfassung der Lebensqualität demenzkranker Menschen*. Bern: Huber.

Gupta, A. (2012). *Assessmentinstrumente für alte Menschen*. Bern: Huber.

Riesner, C. (Hrsg.). (2014). *Dementia Care Mapping (DCM) – Evaluation und Anwendung im deutschsprachigen Raum*. Bern: Huber.

Beratung/Patientenedukation

Lippinska, D. (2010). *Menschen mit Demenz person-zentriert beraten*. Bern: Huber.

Demenz-Begleiter

Werner, S. (2019). *Pflegeassistenz Notes*. Bern: Hogrefe.

Werner, S. (2017). *Demenzbegleiter Notes*. Bern: Hogrefe.

Werner, S. (2016). *Alltagsbegleiter Notes*. Bern: Hogrefe.

Werner, S. (2015). *Praxishandbuch für Alltagsbegleiter*. Bern: Hogrefe.

Werner, S. (2013). *Praxishandbuch für Demenzbegleiter*. Bern: Huber.

Demenzerkrankung

Hafner, M. & Meier, A. (2005). *Geriatrische Krankheitslehre I – Psychiatrische und neurogene Symptome*. Bern: Huber.

Hülshoff, T. (2008). *Das Gehirn*. Bern: Huber.

Jahn, T. (2015). *Demenzen*. Göttingen: Hogrefe.

Martin, M. & Schelling, H.R. (Hrsg.). (2005). *Demenz in Schlüsselbegriffen*. Bern: Huber.

Demenz-Forschung/Epidemiologie

Innes, A. (Hrsg.). (2014). *Demenzforschung*. Bern: Huber.

Doblhammer, G. (2012). *Demografie der Demenz*. Bern: Huber.

Demenz und Zivilgesellschaft

Robert Bosch Stiftung. (Hrsg.). (2007). *Gemeinsam für ein besseres Leben mit Demenz*. Bern: Huber.

Whitehouse, P.J. & George, D. (2009). *Mythos Alzheimer*. Bern: Huber.

Wißmann, P., Eisenberg, S., Grambow, E., Koczy, P., Kruse, A., Kuhn, C., ... Zegelin, A. (2007). *Demenzkranken begegnen*. Bern: Huber.

Empirisch neurokognitive Ansätze

Bonner, C. (2013). *Stressmindernde Pflege bei Menschen mit Demenz*. Bern: Huber.

Held, C. (2018). *Was ist gute Demenzpflege?* (2. Aufl.). Bern: Hogrefe.

Lind, S. (2011). *Fortbildungsprogramm Demenzpflege*. Bern: Huber.

Lind, S. (2007). *Demenzkranke Menschen pflegen*. Bern: Huber.

Savaskan, E. & Haasemann, W. (2017). *Leitlinie Delir*. Bern: Hogrefe.

Smith, P.T.M. (2017). *Stressreduzierende Pflege von Menschen mit Demenz*. Bern: Hogrefe.

Weih, M. (2011). *Wie war das noch mal? – Lernen, Vergessen und die Alzheimer-Krankheit*. Bern: Huber.

Ernährung

Rückert, W., Arnold, R., Bauer-Söllner, B., Brinner, C., Ding-Greiner, C., Kolb, C., ... Vanorek, R. (2007). *Ernährung bei Demenz*. Bern: Huber.

Ethik

Petzold, C., Brucker, U., Ohnsorge, K., Reisach, B., Robertz-Grossmann, B., Roser, T., ... Wilkening, K. (2007). *Ethik und Recht*. Bern: Huber.

Evaluation

Becker, S., Kaspar, R. & Kruse, A. (2010). *H.I.L.DE – Heidelberger Instrument zur Erfassung der Lebensqualität demenzkranker Menschen*. Bern: Huber.

Innes, A. & McCabe, L. (Hrsg.). (2013). *Demenzevaluation*. Bern: Huber.

Riesner, C. (Hrsg.). (2014). *Dementia Care Mapping (DCM) – Evaluation und Anwendung im deutschsprachigen Raum*. Bern: Huber.

Frühe Demenz

Bölicke, C., Mösle, R., Romero, B., Sauerbrey, G., Schlichting, R., Weritz-Hanf, P. & Zieschang, T. (2007). *Ressourcen erhalten*. Bern: Huber.

Bredenkamp, R., Albota, M., Beyreuther, K., Bruder, J., Kurz, A., Langehennig, M., ... Weyerer, S. (2007). *Die Krankheit frühzeitig auffangen*. Bern: Huber.

Moniz-Cook, E. & Manthorpe, J. (2010). *Frühe Diagnose Demenz. Rechtzeitige evidenzbasierte psychosoziale Intervention bei Menschen mit Demenz*. Bern: Huber.

Swaffer, K. (2017). *„Was zur Hölle geschieht in meinem Hirn?"* Bern: Hogrefe.

Gedächtnistraining

Oswald, W. D. (2014). *Aktiv gegen Demenz*. Göttingen: Hogrefe.

Herausforderndes Verhalten bei Menschen mit Demenz (BPSD)

Barrick, A. E. (2010). *Körperpflege ohne Kampf*. Bern: Huber.

Bonifas, R. (2018). *Mobbing und Bullying unter alten Menschen*. Bern: Hogrefe.

James, I. A. (2019). *Herausforderndes Verhalten bei Menschen mit Demenz* (2. Aufl.). Bern: Hogrefe.

Marshall, M. & Allan, K. (2010). *„Ich muss nach Hause". Ruhelose Menschen mit einer Demenz verstehen* (2. Aufl.). Bern: Huber.

Urselmann, W. (2019). *Schreien und Rufen – Herausforderndes Verhalten bei Menschen mit Demenz* (2. Aufl.). Bern: Hogrefe.

Urselmann, W. (2013). *Schreien und Rufen – Herausforderndes Verhalten bei Menschen mit Demenz*. Bern: Huber.

Weber-Long, S. (2019). *Herausforderndes Verhalten*. Bern: Hogrefe. (Plan)

White, E. (2013). *Sexualität bei Menschen mit Demenz*. Bern: Huber.

Kommunikation

Böhme, G. (2007). *Förderung der kommunikativen Fähigkeiten bei Demenz*. Bern: Huber.

Ellis, M. & Astell, A. (2019). *Nonverbale Kommunikation bei Menschen mit Demenz*. Bern: Hogrefe.

McCarthy, B. (2012). *Nur nicht den Verstand verlieren. Gute Kommunikation trotz(t) Demenz*. Bern: Huber.

Sachweh, S. (2019). *Spurenlesen im Sprachdschungel. Kommunikation und Verständigung mit demenzkranken Menschen* (2. Aufl.). Bern: Hogrefe.

Sachweh, S. (2012). *„Noch ein Löffelchen?" – Effektive Kommunikation in der Altenpflege* (3. Aufl.). Bern: Huber.

Kunstgestützte, kreative Therapien

Basting, A. D. (2012). *Vergiss das Vergessen. Besser leben mit Demenz*. Bern: Huber.

Killick, J. & Craig, C. (2013). *Kreativität und Kommunikation bei Menschen mit Demenz*. Bern: Huber.

Sulser, R. (2010). *Ausdrucksmalen für Menschen mit Demenz* (2. Aufl.). Bern: Huber.

Zeisel, J. (2011). *„Ich bin noch hier" Menschen mit Alzheimer-Demenz kreativ begleiten – eine neue Philosophie*. Bern: Huber.

Körperorientierte Therapien bei Menschen mit Demenz

Tanner, L. J. (2018). *Berührungen und Beziehungen bei Menschen mit Demenz*. Bern: Hogrefe.

Management, Patientensicherheit, Risikomanagement

Baker, C. (2015). *Exzellente Pflege von Menschen mit Demenz entwickeln*. Bern: Huber.

Loveday, B. (2015). *Demenzteams führen und leiten*. Bern: Huber.

McCormack, B., Manley, K. & Garbett, R. (Hrsg.). *Praxisentwicklung in der Pflege*. Bern: Huber.

Sanderson, H. & Bailey, G. (2015). *Praxishandbuch person-zentrierte Pflege*. Bern: Huber.

Mäeutik

van der Kooij, C. (2017). *Das mäeutische Pflege- und Betreuungsmodell* (2. Aufl.). Bern: Hogrefe.

van der Kooij, C. (2015). *Die Magie der Bewohnerbesprechung*. Bern: Hogrefe.

van der Kooij, C. (2012). *„Ein Lächeln im Vorübergehen" – Erlebnisorientierte Altenpflege mit Hilfe der Mäeutik*. Bern: Huber.

Montessori-basierte Ansätze

Camp, C. (2015). *Tatort Demenz – Menschen mit Demenz verstehen. Praxishandbuch für Demenz-Detektive*. Bern: Hogrefe.

Naturgestützte Therapie, Dementia Green Care

Chalfont, G. (2019). *Praxishandbuch Dementia Green Care*. Bern: Hogrefe.

Chalfont, G. (2009). *Naturgestützte Therapie*. Bern: Huber.

Föhn, M. & Dietrich, C. (Hrsg.). (2013). *Gärten und Demenz – Gestaltung und Nutzung von Außenanlagen für Menschen mit Demenz*. Bern: Huber.

Germann-Tillmann, T., Merklin, L. & Näf, A. S. (2019). *Tiergestützte Intervention* (2. Aufl.). Bern: Hogrefe.

Gilliard, J. & Marshall, M. (Hrsg.). (2014). *Naturgestützte Pflege von Menschen mit Demenz*. Bern: Huber.

Schneiter, R. & Föhn, M. (Hrsg.). (2019). *Lehrbuch Gartentherapie* (2. Aufl.). Bern: Hogrefe.

Waldboth, V., Suter-Riederer, S., Föhn, M., Schneiter-Ulmann, R. & Imhof, L. (2017). *Pflanzengestützte Pflege*. Bern: Hogrefe.

Palliative Dementia Care

Dibelius, O., Offermanns, P. & Schmidt, S. (2016). *Palliative Care von Menschen mit Demenz*. Bern: Hogrefe.

Kostrzewa, S. (2013). *Menschen mit geistiger Behinderung palliativ pflegen und begleiten*. Bern: Huber.

Kostrzewa, S. (2010). *Palliative Pflege von Menschen mit Demenz* (2. Aufl.). Bern: Huber.

Person-zentrierte Pflege, Dementia Care Mapping (DCM)

Baker, C. (2015). *Exzellente Pflege von Menschen mit Demenz entwickeln.* Bern: Huber.

Brooker, D. (2008). *Person-zentriert pflegen. Das VIPS-Modell zur Pflege und Betreuung von Menschen mit Demenz.* Bern: Huber.

Kitwood, T. (2016). *Demenz* (7. Aufl.). Bern: Hogrefe.

Kuhn, D., Verity, J. (2012). *Die Kunst der Pflege von Menschen mit Demenz.* Bern: Huber.

Loveday, B. (2015). *Demenzteams führen und leiten.* Bern: Huber.

Riesner, C. (Hrsg.). (2014). *Dementia Care Mapping (DCM) – Evaluation und Anwendung im deutschsprachigen Raum.* Bern: Huber.

Sanderson, H., Bailey, G. (2015). *Praxishandbuch person-zentrierte Pflege.* Bern: Huber.

Pflegeprozess und Pflegephänomene bei Menschen mit Demenz

Barrick, A.E. (2010). *Körperpflege ohne Kampf.* Bern: Huber.

Fischer, T. (2012). *Schmerzeinschätzung bei Menschen mit schwerer Demenz.* Bern: Huber.

Gogl, A. (Hrsg.). (2013). *Selbstvernachlässigung bei alten Menschen.* Bern: Huber.

Gupta, A. (2012). *Assessmentinstrumente für alte Menschen.* Bern: Huber.

Handel, E. (Hrsg.). (2009). *Praxishandbuch ZOPA – Schmerzeinschätzung bei Patienten mit kognitiven und/oder Bewusstseinsbeeinträchtigungen.* Bern: Huber.

James, I.A. (2019). *Herausforderndes Verhalten bei Menschen mit Demenz. Einschätzen, verstehen, behandeln* (2. Aufl.). Bern: Hogrefe.

Lindesay, J., MacDonald, A. & Rockwood, K. (2009). *Akute Verwirrtheit – Delir im Alter.* Bern: Huber.

Marshall, M. & Allan, K. (2010). *„Ich muss nach Hause". Ruhelose Menschen mit einer Demenz verstehen.* Bern: Huber.

May, H., Edwards, P. & Brooker, D. (2011). *Professionelle Pflegeprozessplanung. Person-zentrierte Pflegeplanung für Menschen mit Demenz.* Bern: Huber.

Urselmann, W. (2019). *Schreien und Rufen – Herausforderndes Verhalten bei Menschen mit Demenz* (2. Aufl.). Bern: Huber.

Urselmann, W. (2013). *Schreien und Rufen – Herausforderndes Verhalten bei Menschen mit Demenz.* Bern: Huber.

Weber-Long, S. (2019). *Herausforderndes Verhalten.* Bern: Hogrefe.

White, E. (2013). *Sexualität bei Menschen mit Demenz.* Bern: Huber.

Positive Demenzpflege

Clarke, C. & Wolverson, E. (2019). *Positive Demenzpflege.* Bern: Hogrefe.

Ratgeber (Außenansichten)

Basting, A.D. (2012). *Vergiss das Vergessen. Besser leben mit Demenz.* Bern: Huber.

Bowlby Sifton, C. (2011). *Das Demenz-Buch* (2. Aufl.). Bern: Huber.

Buell-Whitworth, H. & Whitworth, J. (2019). *Das Levy-Body-Demenz-Buch* (2. Aufl.). Bern: Hogrefe.

Klessmann, E. (2011). *Wenn Eltern Kinder werden und doch die Eltern bleiben* (7. Aufl.). Bern: Huber.

Mace, N.L. & Rabins, P.V. (2012). *Der 36-Stunden-Tag* (6. Aufl.). Bern: Huber.

Whitehouse, P.J. & George, D. (2009). *Mythos Alzheimer.* Bern: Huber.

Ratgeber (Innenansichten)

Bryden, C. (2016). *Nichts über uns, ohne uns!* Bern: Hogrefe.
Bryden, C. (2011). *Mein Tanz mit der Demenz – Trotzdem positiv leben.* Bern: Huber.
Inauen, F. (2016). *Eins nach dem anderen – Texte und Zeichnungen einer Demenz.* Bern: Hogrefe.
Snyder, L. (2011). *Wie sich Alzheimer anfühlt.* Bern: Huber.
Swaffer, K. (2017). *„Was zur Hölle passiert in meinem Hirn?"* Bern: Hogrefe.
Taylor, R. (2013). *Hallo Mr. Alzheimer.* Bern: Huber.
Taylor, R. (2011a). *Alzheimer und Ich* (3. Aufl.). Bern: Huber.
Taylor, R. (2011b). *Der Moralische Imperativ des Pflegens.* Bern: Huber.
Taylor, R. (2011c). *Im Dunkeln würfeln.* Bern: Huber.

Rehabilitation

Gogia, P.P. & Rastogi, N. (2014). *Alzheimer-Rehabilitation. Menschen mit Demenz stabilisieren und rehabilitieren.* Bern: Huber.
Röse, K.M. (2017). *Betätigung von Menschen mit Demenz im Kontext Pflegeheim.* Bern: Hogrefe.

Reminiszenz/Biografiearbeit/ROT

Schweitzer, P. & Bruce, E. (2010). *Das Reminiszenzbuch.* Bern: Huber.

Technische Unterstützung

Heeg, S., Heusel, C., Kühnle, E., Külz, S., von Lützau-Hohlbein, H., Mollenkopf, H., ... Schweizer, R. (2007). *Technische Unterstützung bei Demenz.* Bern: Huber.

Transkulturelle Pflege und Kompetenz

Dibelius, O., Feldhaus-Plumin, E. & Piechotta-Henze, G. (Hrsg.). (2015). *Lebenswelten von Menschen mit Migrationserfahrung und Demenz.* Bern: Hogrefe.
Krasberg, U. (2013). *„Hab ich vergessen, ich hab' nämlich Alzheimer"*. Bern: Huber.

Umgebungsgestaltung, Milieu, Wohnen, Architektur

Chalfont, G. (2019). *Praxishandbuch Dementia Green Care.* Bern: Hogrefe.
Chalfont, G. (2009). *Naturgestützte Therapie.* Bern: Huber.
Föhn, M. & Dietrich, C. (Hrsg.). (2013). *Gärten und Demenz – Gestaltung und Nutzung von Außenanlagen für Menschen mit Demenz.* Bern: Huber.
Germann-Tillmann, T., Merklin, L. & Näf, A.S. (2019). *Tiergestützte Intervention* (2. Aufl.). Bern: Huber.
Gilliard, J. & Marshall, M. (Hrsg.). (2014). *Naturgestützte Pflege von Menschen mit Demenz.* Bern: Huber.
Schneiter, R. & Föhn, M. (Hrsg.). (2019). *Lehrbuch Gartentherapie* (2. Aufl.). Bern: Hogrefe.
Waldboth, V., Suter-Riederer, S., Föhn, M., Schneiter-Ulmann, R. & Imhof, L. (2017). *Pflanzengestützte Pflege.* Bern: Hogrefe.

Zusammenstellung: Jürgen Georg, Antonia Halt (Stand: 1-2019)

Sachwortverzeichnis